Kohlhammer

Rat + Hilfe

Fundiertes Wissen für Betroffene, Eltern und Angehörige – Medizinische und psychologische Ratgeber bei Kohlhammer

Eine Übersicht aller lieferbaren und im Buchhandel angekündigten Ratgeber aus unserem Programm finden Sie unter:

 https://shop.kohlhammer.de/rat+hilfe

Der Autor

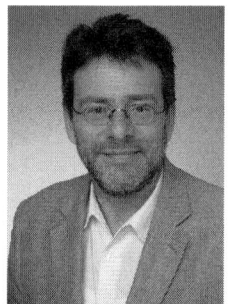

Prof. Dr. med. Raymond Voltz ist Direktor des Zentrums für Palliativmedizin der Uniklinik Köln, Vorsitzender des Palliativ- und Hospiznetzwerks Köln e. V. sowie Mitbegründer der Deutschen Gesellschaft für Palliativmedizin e. V.

Foto: © MedizinFotoKöln

Raymond Voltz

Palliativ ... und jetzt?

10 Erkenntnisse zum Umgang mit schwerer Krankheit und für die letzte Lebensphase

Verlag W. Kohlhammer

Gewidmet meinem Vater, Bruder und Schwiegervater

Danken möchte ich allen Patientinnen und Patienten sowie Wegbegleiterinnen und Wegbegleitern, die mich über die Jahre zum Nachdenken über die Themen dieses Buches angeregt haben.

Dieses Werk einschließlich aller seiner Teile ist urheberrechtlich geschützt. Jede Verwendung außerhalb der engen Grenzen des Urheberrechts ist ohne Zustimmung des Verlags unzulässig und strafbar. Das gilt insbesondere für Vervielfältigungen, Übersetzungen und für die Einspeicherung und Verarbeitung in elektronischen Systemen.

Die Wiedergabe von Warenbezeichnungen, Handelsnamen und sonstigen Kennzeichen berechtigt nicht zu der Annahme, dass diese frei benutzt werden dürfen. Vielmehr kann es sich auch dann um eingetragene Warenzeichen oder sonstige geschützte Kennzeichen handeln, wenn sie nicht eigens als solche gekennzeichnet sind.

Es konnten nicht alle Rechtsinhaber von Abbildungen ermittelt werden. Sollte dem Verlag gegenüber der Nachweis der Rechtsinhaberschaft geführt werden, wird das branchenübliche Honorar nachträglich gezahlt.

Dieses Werk enthält Hinweise/Links zu externen Websites Dritter, auf deren Inhalt der Verlag keinen Einfluss hat und die der Haftung der jeweiligen Seitenanbieter oder -betreiber unterliegen. Zum Zeitpunkt der Verlinkung wurden die externen Websites auf mögliche Rechtsverstöße überprüft und dabei keine Rechtsverletzung festgestellt. Ohne konkrete Hinweise auf eine solche Rechtsverletzung ist eine permanente inhaltliche Kontrolle der verlinkten Seiten nicht zumutbar. Sollten jedoch Rechtsverletzungen bekannt werden, werden die betroffenen externen Links soweit möglich unverzüglich entfernt.

1. Auflage 2023

Alle Rechte vorbehalten
© W. Kohlhammer GmbH, Stuttgart
Gesamtherstellung: W. Kohlhammer GmbH, Heßbrühlstr. 69, 70565 Stuttgart
produktsicherheit@kohlhammer.de

Zeichnungen auf den Zwischenseiten: Martina Topp

Print:
ISBN 978-3-17-041178-4

E-Book-Formate:
pdf: ISBN 978-3-17-041179-1
epub: ISBN 978-3-17-041180-7

Inhalt

Vorwort: Was Sie erwartet 7

Erste Erkenntnis: Das Thema Sterben und Tod wird uns
alle betreffen 12

Zweite Erkenntnis: Relevante Informationen zu bekommen,
ist nicht einfach 19

Dritte Erkenntnis: Über Endlichkeit zu reden, ist nicht
einfach 28

Vierte Erkenntnis: Nicht mehr alle verfügbaren Therapien
sind sinnvoll 38

Fünfte Erkenntnis: In Zeiten klinischer Unsicherheit braucht
man »das Beste beider Welten« 45

Sechste Erkenntnis: Auch »Nichts-Tun« kann richtig sein –
Palliativmedizin ist optimiertes »Nichts-Tun« 49

Siebte Erkenntnis: Unser Gesundheitssystem ist oft (noch)
nicht gut auf das letzte Lebensjahr vorbereitet 53

Achte Erkenntnis: Todeswünsche zu haben, ist normal 57

Neunte Erkenntnis: Zu Hause Sterben ist möglich – aber
nicht immer 62

Zehnte Erkenntnis: Der Sturz aus der Normalität ist nicht vorher erfahrbar, daher darf ich meine Meinung ändern 68

... und jetzt? 73

Anstelle eines Nachworts 75

Literatur und Internet-Quellen 77

Vorwort: Was Sie erwartet ...

Irgendwann wird im Gespräch mit Ihrem Arzt oder Ihrer Ärztin[1], im Arztbrief oder in Ihrem persönlichen Umfeld das Wort »palliativ« fallen. Entweder kennen Sie den Begriff nicht oder sind abgeschreckt, weil Sie sofort »Sterben« assoziieren. Der Begriff »palliativ« wird jedoch in sehr unterschiedlichen Zusammenhängen gebraucht. So kann eine Behandlung als »palliative Operation«, »palliative Bestrahlung« bezeichnet werden, oder es heißt, es sei »nur noch ein palliatives Vorgehen« möglich. Was bedeutet das? Zunächst kommt das Wort »palliativ« von pallium, lateinisch für Mantel – so wie die Funktion eines Mantels, der im Winter zwar das Grundproblem, die Kälte, nicht nehmen kann, Sie als Mensch jedoch trotzdem wärmt, also die Folgen abmildert. Medizinisch gesprochen kann Ihre Erkrankung, wenn sie palliativ behandelt wird, also nicht mehr geheilt werden (das wäre eine »kurativ« anzugehende Erkrankung, von lateinisch curare = heilen). Aber was heißt das jetzt für Sie? *Palliativ ... und jetzt?*

Das Problem ist, dass der Begriff »palliativ« in so unterschiedlichen Situationen verwendet wird, dass Sie erst einmal herausfinden müssen, welche Situation auf Sie zutrifft, sollte es Ihnen nicht erklärt werden. Handelt es sich um eine chronische nicht-heilbare Erkrankung wie z. B. die Zuckerkrankheit? Handelt es sich um eine Blutkrebserkrankung im ersten Stadium, die zwar nicht geheilt werden kann, jedoch mit den modernen medizinischen Möglichkeiten eine fast uneingeschränkte

---

1 Wenn im Folgenden der besseren Lesbarkeit wegen bei der Nennung von Personengruppen auf die Form des generischen Maskulinums zurückgegriffen wird (also z. B. Behandler, Patienten), sind stets alle Geschlechterformen inkludiert. Ist bspw. von »Betroffenen« die Rede, ist bitte immer ein »m/w/d« mitzudenken.

Lebenserwartung bietet? Oder aber ist durch diese Erkrankung Ihre Lebenserwartung deutlich eingeschränkt? Vielleicht erwarten die Ärzte sogar, dass Sie innerhalb der kommenden Monate versterben? Alle diese Möglichkeiten verbergen sich hinter dem Begriff »palliativ«, und es ist nun wichtig für Sie herauszufinden, was auf Sie zutrifft. Aber natürlich nur, wenn Sie es wollen.

»Selbstbestimmt die letzte Lebensphase gestalten« – das ist eine schön klingende Phrase, die in unserer gesellschaftlichen und politischen Diskussion sehr gerne verwendet wird, die jedoch in die Praxis umzusetzen nicht ganz einfach ist. Manche verwenden derzeit »selbstbestimmt sterben« ausschließlich im Zusammenhang mit der aktuellen Diskussion um Assistenz bei der Selbsttötung, also einer sehr seltenen Frage ganz am Ende des Lebens (auch das wird dieses Buch ansprechen). »Selbstbestimmt sterben« beginnt jedoch viel früher, nämlich wenn das Wort »palliativ« das erste Mal fällt, und es umfasst viele Fragen, für die Sie hier in diesem Buch einige Antworten und Anregungen zum Nachdenken finden werden.

Versuchen Sie, nicht allzu sehr mit Ihrem Schicksal zu hadern! Denn an oder mit einer bekannten Grunderkrankung zu sterben, oder im höheren Alter mit vielen bekannten Erkrankungen – das ist das »normale« Sterben heutzutage in unserer Gesellschaft. »Es ist gesund zu sterben!« so formuliert eine große internationale Gruppe im Auftrag einer der wichtigsten medizinischen Fachjournale (Lancet Commission on the value of death, Sallnow et al., 2022). Wann es uns trifft, und mit genau welcher Erkrankung – das wissen wir natürlich nicht im Vorhinein. Aber DASS es uns so treffen wird, ist sehr wahrscheinlich. Der wirklich »plötzliche und unerwartete« Tod ist bei uns eher die Ausnahme.

Daher sollte jeder von uns für sich herausfinden, wie wir mit unserem Leben in dieser Lebensphase umgehen wollen, und wir sollten dies schon in gesunden Tagen für uns beantworten, um ein wenig vorbereitet zu sein. Hierbei gibt es kein »richtig« oder »falsch«, es gibt nur eine für Sie passende Antwort: Lassen Sie sich einfach treiben und machen alles, was das Gesundheitssystem Ihnen vorschlägt, oder wollen Sie jeden Schritt mit »selbst bestimmen«? Dazu sollten Sie unbedingt wissen, dass unser Gesundheitssystem von sich aus (noch) nicht (überall) vorbereitet ist, Sie in der letzten Lebensphase angemessen zu behandeln, ohne dass es eines Eingreifens durch Sie oder Ihre Angehörigen bedürfte. Dafür gibt es viele Erklärungen, und sie liegen (meist) nicht bei den höchst engagierten Mitarbeitern im Gesundheitswesen. Sie werden es vor allem daran merken, wenn die Mitarbeiter plötzlich viel netter und zugewandter werden, wenn Sie zu einem separaten Arztgespräch gebeten werden, idealerweise gleich mit der Einladung, Angehörige mitzubringen, oder wenn nach der Überweisung durch den Hausarzt in der Notaufnahme des Krankenhauses alle schon auf Sie warten. Dann spüren Sie, dass Ihre Erkrankung ernster ist, und dass Ihnen viel Empathie entgegengebracht wird. Das bedeutet jedoch nicht, dass Sie dann nicht auch in Routinen gelangen, die »normalerweise« sinnvoll sind, aber vielleicht jetzt nicht Ihren Bedürfnissen und Wünschen entsprechen. Egal, warum das Gesundheitssystem noch nicht gut vorbereitet ist – so ist es derzeit einfach noch. Sie haben jedoch die Gelegenheit, sich selbst gut vorzubereiten. Mein Rat an Sie ist daher: erst einmal innehalten – was genau bedeutet Ihre medizinische Situation eigentlich: »*palliativ*«, und erst nach einem oder zwei Momenten des Nachdenkens (oder etwas länger …) überlegen, was das nun für Sie und die nächsten Entscheidungen bedeutet: »*… und jetzt?*«.

Überspitzt formuliert können Sie natürlich unter laufender Chemotherapie gegen den Krebs kämpfend in den letzten Lebenstagen auf die Intensivstation verlegt versterben – oder Sie können friedlich zu Hause im Kreise Ihrer Angehörigen versterben. Was ist Ihnen lieber? In der Realität wird Ihr Krankheitsverlauf irgendwo dazwischen verlaufen, Sie können es aber beeinflussen. Wie ein Sterben auch friedlich verlaufen kann, hat uns die Hospizbewegung und Palliativmedizin längst gezeigt, wir wissen, wie es geht. Sie können es beeinflussen – selbst (mit)bestimmen!

Die zehn Erkenntnisse mit den Fakten und Fragen an Sie zum Nachdenken stammen aus meiner fast zwanzigjährigen Erfahrung als Direktor des Zentrums für Palliativmedizin der Uniklinik Köln, meinen fast 40 Jahren Kontakt zur Hospizbewegung, beginnend mit einer Famulatur in Strathcarron Hospice in Schottland 1985, also aus der Erfahrung aus Klinik, Lehre und Forschung zu diesem Themenbereich. Außerdem habe ich – wie sicher fast alle Leserinnen und Leser – selbst im Privaten Erfahrungen – gute und weniger gute – machen müssen, die ebenfalls in das Buch einfließen. Bisher habe ich die »andere Seite meiner palliativen Welt« aus Sicht eines Patienten mit schwerer Krankheit noch nicht kennengelernt, jedoch ansatzweise bei leichteren Erkrankungen. Direkte Erfahrungen von Betroffenen werde ich Ihnen an den entsprechenden Stellen mit Zahlen, Daten, Fakten und Zitate aus unserem großen Forschungsprojekt »Das letzte Lebensjahr in Köln – Last Year of Life in Cologne – LYOL-C« darstellen. In diesem Projekt haben wir – ziemlich einmalig für Deutschland – das letzte Lebensjahr von in Köln Verstorbenen rekonstruiert, und zwar mittels Analyse von Daten der Krankenkassen sowie direkter Angehörigenbefragung sowohl per Fragebogen als auch mittels Einzelinterviews. Diese Erfahrungen sind umso wichtiger, als sie die Krankheitsverläufe außerhalb von spezialisierter Palliativversorgung zeigen – was ja der häufigste Verlauf ist und auch bleiben sollte. Aus Sicht der spezialisierten Palliativmedizin und Hospizarbeit erleben wir meist positive Verläufe. Sehr häufig sagen uns die Patienten und Angehörigen nur: »Ach, hätten wir schon früher mit Ihnen Kontakt gehabt«. Umso wichtiger ist, die Erfahrungen aus der »normalen« Welt zu hören und daraus zu lernen.

Übrigens: Der Text dieses Buches basiert auf meinem Vortrag im Rahmen der Medizinischen Gesellschaft Köln im Januar 2020 (kurz vor Ausbruch der Covid-19-Pandemie) und meinem 2022 in der Zeitschrift »Imago Hominis« veröffentlichten wissenschaftlichen Artikel (Voltz 2022a). Die Aufzeichnung der Veranstaltung wie auch viele weitere Videos zum Themenbereich finden Sie in unserem YouTube-Kanal »Uniklinik Köln Palliativmedizin«. Schauen Sie einfach mal rein … und wenn Sie Anregungen oder Kommentare zum Thema des Buches haben, können Sie diese gerne an info@palliativ-und-jetzt.de senden.

Vorwort: Was Sie erwartet ...

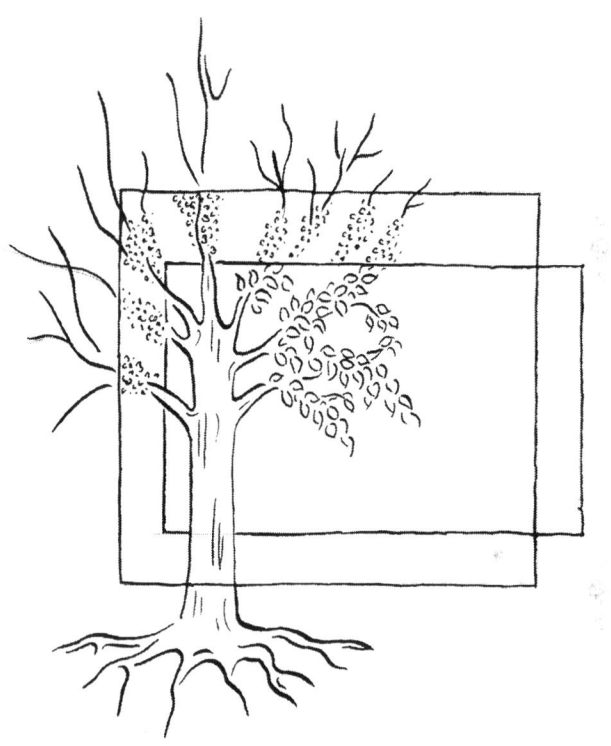

Illustratorin: Martina Topp

Erste Erkenntnis: Das Thema Sterben und Tod wird uns alle betreffen

»Keiner von uns kommt lebend hier raus.«
Anthony Hopkins

Warum ich? Warum jetzt? – Ja, warum denn eigentlich nicht?

Wenn einen die Diagnose einer schweren unheilbaren Erkrankung trifft, ist dies natürlich ein persönlicher Schock, eine Zäsur im Leben, und das Leben geht danach anders weiter als bis dahin gedacht. Vielleicht kann nach Überwindung der ersten Schockstarre ein tröstlicher Gedanke helfen: Sie sind nicht allein! Ein Blick in die Statistik zeigt auf:

Laut Statistischem Bundesamt (ständig aktualisierte Zahlen gibt es unter www.destatis.de oder www.deutschlandinzahlen.de) sind im Jahr 2020 knapp 986.000 Menschen in Deutschland gestorben, pandemiebedingt ca. 5% mehr als im Vorjahr. Bei einer Bevölkerung von 83,2 Millionen macht das etwa 1,2% aus. Aufgrund des demographischen Wandels und insbesondere der seit längerem vorherrschenden Bevölkerungsstruktur erwarten die Demographen bis ins Jahr 2060 etwa 10 Millionen weniger Menschen in Deutschland – die Zahl der Sterbenden pro Jahr, bei voraussichtlich weniger nachkommenden Menschen, wird also weiter zunehmen.

Fakt: Jedes Jahr verstirbt mehr als 1% der Bevölkerung in Deutschland.

Erste Erkenntnis: Das Thema Sterben und Tod wird uns alle betreffen

Je verstorbener Person geht man von etwa drei bis fünf Angehörigen, engen Freunden, Zugehörigen aus. Die Angehörigen sind also ebenso, wenngleich anders betroffen. Man kann sicher sagen: Es gibt ein Leben nach dem Tod, nämlich das der Angehörigen. Diese sind es, die weiterleben dürfen und müssen, die vor der Aufgabe stehen, den Verlust anzunehmen und sich an das neue Leben anzupassen. Und sie geben Erfahrungen und Erinnerungen weiter: »Wisst Ihr noch, damals, als Opa gestorben ist ...!«

Wenn wir also davon ausgehen, dass 6% der Bevölkerung pro Jahr direkt oder indirekt durch einen Tod betroffen sind, ist zusätzlich zu bedenken, dass bei mindestens zwei Dritteln der Verstorbenen (s. u.) ihrem Tod eine palliative Phase von 6–12 Monaten vorausgeht, und dass ihr soziales Umfeld anschließend in aller Regel mindestens weitere 6–12 Monate benötigt, sich in der Trauer an die neue Situation anzupassen. Daraus lässt sich schließen, dass ca. 10% der Bevölkerung zu jedem gegebenen Zeitpunkt eine palliative Krankheitsphase, eine Sterbephase und/oder eine Trauerphase durchleben. Sie sehen: Sie sind also nicht alleine, es befinden sich vielmehr sehr viele Menschen gleichzeitig mit Ihnen in der gleichen Situation! Vielleicht tröstet das ein wenig?

> *Fakt:* Zu jedem Zeitpunkt sind 10% der Bevölkerung durch eine palliative Krankheitsphase, eine Sterbesituation oder einer Trauerphase direkt oder indirekt betroffen. Sie sind also nicht allein!

Dass das Sterben zum Leben dazu gehört, lässt sich nicht nur wissenschaftlich er- und begründen, wie dies erst kürzlich, wie schon in der Einleitung dieses Buches erwähnt, eine internationale Kommission einer der wesentlichen medizinischen Fachzeitschriften im Rahmen eines umfangreichen, grundlegenden Papiers zum »Wert des Sterbens« in unserer Gesellschaft getan hat (Sallnow et al., 2022). Dass Sterben ein Teil unseres Lebens, unseres Alltags ist, lässt sich daran ablesen, dass es auf individueller Ebene – eben durch schwere Krankheiten – immer präsent war und ist. Auch durch Pandemie und Krieg, die unser Leben in Deutschland und Europa sichtbar beeinflussen, sind Sterben, Tod und

Trauer seit Anfang 2020 bzw. 2022 wieder als alltägliche Realitäten in den Mittelpunkt unserer Gesellschaft gerückt.

Wann sterben wir?

Sterben kommt immer ungelegen, egal wann. Nur äußerst selten habe ich erlebt, dass der Todeszeitpunkt als angemessen erlebt wurde. Entweder kommt der Tod »viel zu früh«, oder Menschen sehnen sich nach ihm, können aber noch nicht sterben. Es scheint, als könne man es uns nicht recht machen mit dem Sterbezeitpunkt. Was sagt die Statistik?

Das durchschnittliche Sterbealter in Deutschland liegt bei 79 Jahren und hat sich in den letzten 50 Jahren um rund 11 Jahre erhöht. Rund 37% der Verstorbenen sind über 85 Jahre alt, 63% sind entsprechend jünger. Die Lebenserwartung als männliches Baby betrug laut der Sterbetafel 2018/2020 78,6 Jahre, bei neugeborenen Mädchen 83,4 Jahre. Die Covid-19-Pandemie hat in einigen Bevölkerungsgruppen und Ländern (z. B. Hispanics in den USA) diese Lebenserwartung drastisch um 1,5 Jahre verringert, so viel wie zuletzt während des Zweiten Weltkriegs. Hat man in Deutschland derzeit ein Alter von 40 erreicht, darf man als Mann mit einer weiteren Lebenszeit von knapp 40 Jahren (39,7) und als Frau mit weiteren 44 Jahren (44,1) rechnen. Ist man 60, so erwarten einen durchschnittlich als Frau weitere 25,4 sowie als Mann 21,8 Jahre.

Also, trotz eines kleinen Einbruchs durch die Pandemie hat sich die Lebenserwartung in Deutschland in den letzten 50 Jahren sehr positiv entwickelt. Die Gründe hierfür sind vor allem bessere Ernährung, bessere Hygiene und weniger akute Todesfälle – rein medizinische Fortschritte geben für diese Entwicklung eher weniger den Ausschlag.

Woran sterben wir?

Die häufigste Erkrankung, welche als Todesursache angegeben wird, sind Herz-Kreislauf-Erkrankungen, also z. B. Herzinfarkte und Herzschwäche (mehr als ein Drittel), gefolgt von Tumorerkrankungen (etwa ein Viertel) und Atemwegserkrankungen, meist die Chronisch Obstruktive Lungenerkrankung COPD (knapp 10%). Psychiatrische Erkrankungen, vor allem die Demenz, folgen auf dem vierten Platz, und werden zukünftig als Todesursache weiter zunehmen.

Natürlich gibt es auch »plötzliche und unerwartete« Todesursachen, so z. B. Unfälle, vor allem in der Altersgruppe der 18- bis 19-Jährigen. Auch gibt es in Deutschland relativ konstant pro Jahr etwa 10.000 Selbsttötungen, das sind mehr Menschen, als durch Verkehrsunfälle, Drogen und HIV zusammen versterben. Durch die neue Gesetzeslage wird wohl zukünftig auch offiziell die »Beihilfe zur Selbsttötung« in der Todesstatistik auftauchen.

Wie wir an den Todesursachen sehen können – und dies hat vor einigen Jahren die große europaweite Studie EURELD bestätigt – sterben wir also zu mindestens zwei Dritteln mit oder an einer bekannten Erkrankung, also absehbar (van der Heide, 2003). Positiv formuliert gibt uns diese Tatsache eigentlich genug Zeit, um uns selbst und unsere Angehörigen vorzubereiten. Wenn wir sie nur zu nutzen wissen!

Fakt: Wir sterben nur relativ selten »plötzlich und unerwartet«, sondern meist mit oder an einer bekannten Grunderkrankung.

»Absehbar« bedeutet natürlich nun nicht, dass wir den exakten Todestag oder gar die Todesstunde vorhersehen können. Daher reagieren viele Ärzte auf die Frage, wann ich denn sterben werde, ausweichend mit: »Das kann ich Ihnen nicht sagen«. Das ist zwar korrekt, wenn man die Aussage auf den Todestag bezieht. Jedoch steigt in bestimmten Situationen die Sterbewahrscheinlichkeit so deutlich an, dass man Ihnen wenigstens Zeiträume wie Tage, Wochen, Monate oder Jahre angeben könnte. So mag der Todestag eines Menschen mit schwerer Herzschwäche »plötzlich« kommen, »unerwartet« wäre er aber nicht. Ebenso könnte jede akute Verschlechterung einer COPD (chronische Lungenerkrankung) die letzte sein. Man kann es nicht exakt vorhersehen. Wenn die Krankenhausaufenthalte jedoch immer öfter werden, in stets geringeren Zeitabständen, steigt die Sterbewahrscheinlichkeit immer mehr an. Der Tod kann auch hier zwar »plötzlich« eintreten, »unerwartet« aber nicht.

Kann ich mich auf meinen Tod vorbereiten?

Natürlich ist es nicht gesund, ständig an seinen Tod zu denken. Im Gegenteil, das wäre ein mögliches Zeichen einer Depression. Andererseits: Die Tatsache zu verdrängen, dass das eigene Leben auf dieser Erde endlich ist und durch den Tod beendet wird, wäre ebenfalls problematisch und letztlich ungesund. Tatsächlich haben viele Studien gezeigt, dass eine – dosierte – Auseinandersetzung mit der eigenen Endlichkeit die Lebensqualität steigern kann. Wer das eigene Sterben, den eigenen Tod nicht tabuisiert, fühlt sich in aller Regel sicherer, kompetenter, um mit einer unausweichlichen Zukunft zurechtzukommen. Dies spiegeln auch die Weltreligionen wider: So empfehlen bereits buddhistische Lehren eine Meditation, in der man sich als verstorben denkt, oder einige christliche Orden formalisieren das »memento mori« (Gedenke, dass Du sterben musst) einmal wöchentlich.

Tipp: Ständig an seinen eigenen Tod zu denken, kann ein Zeichen einer Depression sein; sich jedoch schon zu gesunden Zeiten zu informieren, ist die Voraussetzung für eine selbstbestimmte Gestaltung der eigenen letzten Lebensphase.

Auch für das eigene Umfeld kann es sehr hilfreich sein, sich gemeinsam mit dem Kranken auf die Zeit danach vorzubereiten. Einerseits unterstützt eine offene Kommunikation sehr die spätere Trauerverarbeitung. Andererseits sind auch ganz praktische Aspekte zu bedenken, nämlich die persönliche Lebensgestaltung in der Zeit nach dem Tod des Angehörigen zu planen. Hier geht es zumeist um die Finanzen, die Wohnsituation, die Versorgung von Kindern etc.

Zitat: »Ach, hätte man uns doch klarer und früher sagen können, dass er sterben wird. Dann hätten wir uns schon viel länger drauf vorbereiten können, dann hätten wir das Haus verkauft und uns verkleinert, bevor er stirbt. So kam alles zusammen – sein Tod und die massive Veränderung meines Lebens.«

> *Tipp:* Die Diagnose einer unheilbaren in absehbarer Zeit zum Tode führenden Erkrankung zu erhalten ist kein persönliches Einzelschicksal, sondern im heutigen Leben sehr wahrscheinlich zu erwarten – stellen Sie sich daher rechtzeitig darauf ein.

Ist es für die Gesellschaft sogar gut, dass wir sterben?

Aus individueller Sicht wird jeder diese Frage selbstverständlich sofort verneinen. Natürlich fühlen wir uns persönlich betroffen und gekränkt, wenn wir herausfinden, dass wir bald sterben müssen.

Es gibt einen Gedanken, den ich Ihnen zum Nachdenken mitgeben möchte, den bereits der deutsche Physiker Max Planck (1858–1947) beobachtet hat: Wissenschaft entwickelt sich nicht dadurch, dass Wissenschaftler ihre Meinungen ändern, sondern dass neue Wissenschaftler mit neuen Ideen heranwachsen – sozusagen ein »Fortschritt durch Gräber« (Sallnow et al., 2022). Diesen Gedanken hat vor kurzem Elon Musk in einem Interview ganz allgemein auf jeden Fortschritt in der Gesellschaft bezogen. Auf die Frage »Ich bin überrascht, dass Dich ein Thema gar nicht so sehr zu faszinieren scheint: Langlebigkeit. Eine deutlich verlängerte Lebensspanne. Warum begeistert Dich das nicht? Bist Du persönlich nicht daran interessiert, länger zu leben?« antwortete der Pionier der E-Mobilität wie folgt: »Ich glaube nicht, dass wir versuchen sollten, die Menschen zu einem wirklich langen Leben zu bewegen. Das würde zur Erstickung der Gesellschaft führen. Denn die Wahrheit ist, dass die meisten Menschen ihre Meinung nicht ändern. Sie sterben einfach. Wenn sie also nicht sterben, bleiben wir auf den alten Ideen sitzen, und die Gesellschaft würde sich nicht weiterentwickeln.« (Welt am Sonntag, 27.03.2022).

Erste Erkenntnis: Das Thema Sterben und Tod wird uns alle betreffen

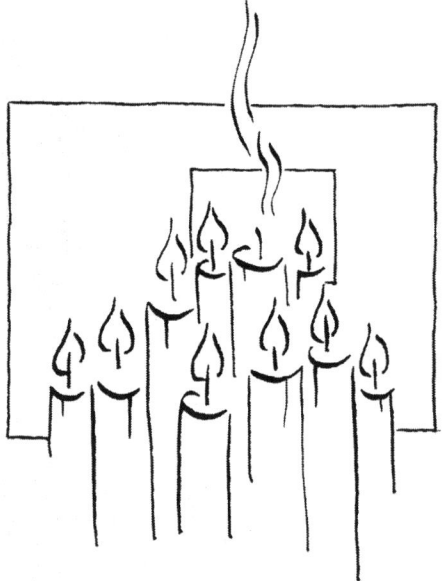

Illustratorin: Martina Topp

Zweite Erkenntnis: Relevante Informationen zu bekommen, ist nicht einfach

»*Wir müssen immer lernen, zuletzt auch noch sterben lernen.*«
Marie von Ebner-Eschenbach

»Selbstbestimmt die letzte Lebensphase planen« – ein in unserer Gesellschaft weit verbreitetes Schlagwort für den Umgang mit schwerer Krankheit. Aber worauf basieren wir unsere Entscheidungen? Als Patientinnen und Patienten benötigen wir zunächst einmal gute, d. h. verlässliche und relevante Informationen als Ausgangspunkt. Leider ist es nicht ganz einfach, diese zu erhalten, und es bedarf ein wenig Umdenken und Nachdenken. Der Grund hierfür liegt einerseits in unserem menschlichen Denken, andererseits in der Medizinsprache.

Wie denken wir?

Machen Sie ein Experiment: Fragen Sie bei einem lockeren Spaziergang spontan Ihre Begleitung, was denn 17 multipliziert mit 34 sei. Die allermeisten von uns (sofern wir nicht Mathe-Genies sind) bleiben sofort stehen, um nachzudenken. Zahlen, rationales Denken, unsere Hirnrinde einschalten, das bedarf Energie, das ist anstrengend. Meist leben wir im Modus des »schnellen Denkens«, wie es Daniel Kahnemann nennt. Kahnemann ist Psychologe, der einzige bisher, der einen Nobelpreis (für Wirtschaftspsychologie) erhalten hat, und er erklärt, dass unser frühes (Über)Leben als menschliche Gattung in der Savanne Afrikas vom »schnellen Denken« abhing. Ein wahrgenommener Schatten (Löwe) konnte den sicheren Tod bedeuten, es kam darauf an, reflexhaft die Flucht zu ergreifen. Nachdenken und Zögern als Überlebensnachteil. Das Nachdenken, Nachrechnen, bedarf der Ruhe und Zeit und muss speziell aktiviert werden. Kahnemanns Modell vom »schnellen« Denken, welches nur selten vom »langsamen« Denken abgelöst wird, ist zwar lediglich ein psychologisches Modell. Und doch vermag es Vieles zu erklären. Insbesondere dann, wenn es um Risikoabschätzung und Wahrscheinlichkeiten geht. Das – so erklärt Kahnemann in seinem Buch – betrifft auch die sog. Experten, nicht nur in der Medizin, sondern ebenfalls in der Wirtschaft und darüber hinaus alle Lebensbereiche!

> *Fakt:* Als Menschen neigen wir dazu, schnell zu denken und zu entscheiden. (Komplexere) Risiken gründlich ein- und abzuschätzen, meiden wir in der Regel, da dies uns ein »langsameres«, tiefergehendes Denken abverlangt. Viele Risiken bleiben uns deshalb am Ende unverständlich.

Im Alltag signalisiert Ihnen Ihr schnelles Denken bei »Flugzeug« eventuell: »Oh, das kann ja abstürzen – wie gefährlich!« Ihr langsames Denken jedoch sagt Ihnen, dass die Autofahrt zum Flughafen deutlich lebensgefährlicher ist. Dieses Phänomen des (zu) schnellen Denkens kommt auch zum Tragen, wenn wir die Risiken ein- und damit überschätzen, die aktuell und prominent in den Medien präsent sind, so z. B. das Risiko, an Corona oder an einem Terroranschlag zu sterben. Andere Lebensrisiken, über die wir uns keine Sorgen machen, haben wir nur nicht auf dem Schirm, sind jedoch deutlich gefährlicher! Genauso in der Medizin: Sie hören »Krebs«, und Ihr schnelles Denken sagt: »Klar, Krebstherapie ist gut«. Sie hören »Tumorscreening«, und Ihr schnelles Denken sagt: »Klar, gut!« – Was aber sagt Ihr langsames Denken, wenn Sie es aktivieren? Um dieses einzuschalten und zu Antworten kommen zu lassen, müssen Sie stehenbleiben und nach Fakten suchen.

Wie wahrscheinlich ist es, bei einem positiven Screening-Ergebnis tatsächlich an Krebs erkrankt zu sein?

Stellen Sie sich als Frau vor, sie gingen zur Mammographie, also zum Screening für Brustkrebs. Dieser ist die häufigste Krebsform bei Frauen, und ihn frühzeitig zu erkennen und zu behandeln, ist selbstverständlich sehr sinnvoll. Nun ist es aber Gott sei Dank so, dass die überwiegende Mehrheit der Frauen, nämlich 990 von 1.000, tatsächlich keinen Brustkrebs entwickelt und damit also »nur« 10 von 1000 Frauen (= 1%) an Brustkrebs erkranken. Gleichzeitig ist zu berücksichtigen, dass die Screening-Methode – wie viele diagnostische Methoden auch – falsch positive und ebenso falsch negative Ergebnisse produziert. Das bedeutet, ein positives Testergebnis kann vorliegen, obwohl gar kein Tumor vorhanden ist (= falsch positiv, in 9% bei Mammographie), und andersherum kann ein negatives Testergebnis herauskommen, obwohl ein Tumor da ist (= falsch negativ, in 10% bei Mammographie). Diese falschen Testergebnisse fallen umso mehr ins Gewicht, je höher die Differenz zwischen den Wahrscheinlichkeiten ist, tatsächlich einen Tumor zu haben oder nicht. Und die ist wie gesagt glücklicherweise sehr hoch (10:990).

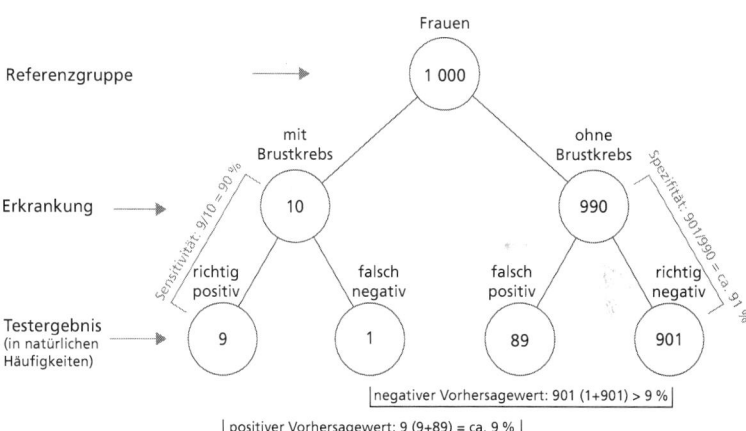

Abb. 1: Diagnostische Ergebnisunsicherheiten und Fehler am Beispiel des Brustkrebs-Screenings
(aus: Schirren et al., Dtsch. Ärzteblatt 2019;116(38): A1642–1646, Harding Zentrum für Risikokompetenz, MPI für Bildungsforschung, Berlin; © 2022 Deutscher Ärzte-Verlag GmbH, Abdruck mit freundlicher Genehmigung)

Für eine Frau mit einem positiven Screeningtest bedeutet das nun, dass sie entweder zu den neun Frauen gehört, die tatsächlich einen Tumor haben, oder zu den 89 falsch positiven. Sie hat also nur in einer Wahrscheinlichkeit von 9/98 (= 9,2%), also knapp 10%, tatsächlich einen Tumor. Was aber passiert bei einem positiven Testergebnis? Natürlich Kontrolluntersuchung, wiederholte Kontrolle nach weiteren sechs Monaten, eventuell Biopsie einer verdächtigen Stelle – bis hin zu einer fälschlicherweise (!) durchgeführten Tumortherapie (das ist tatsächlich nicht nur in Einzelfällen beschrieben!).

> *Fakt:* Nur 10% der Frauen, bei denen ein Brustkrebs-Screening zu einem positiven Befund führt, sind tatsächlich an einem Tumor erkrankt.

Damit soll nicht gesagt sein, dass ein Screening grundsätzlich keinen Sinn macht. Ein positives Testergebnis bedeutet nur nicht gleich das Ende des Lebens. Es führt jedoch zumeist zu nicht hinterfragten, automatischen Abläufen im Gesundheitssystem, denen die betroffenen Frauen ausgesetzt werden: Sie fühlen sich sofort als Patientin, als sehr belastet und erleiden eine deutliche Einschränkung ihrer Lebensqualität. Und das, obwohl in 90% der Fälle schlicht und ergreifend ihr Testergebnis falsch war. Über die damit verbundenen negativen psychischen Effekte medizinischer Maßnahmen wird erst seit kurzem wirklich nachgedacht und geforscht (sog. Nocebo-Effekt). Wichtig für Sie als Leserin und Leser ist es jedoch – und Ausdruck der Selbstbestimmung – auch diese Fakten zu kennen, mit den positiven Effekten eines eventuell frühzeitig erkannten Tumors abzuwägen und daraus ggf. Ihre Schlüsse zu ziehen, ob Sie ein solches Screening für sich wollen, und wie Sie dann ggf. gelassener und vorsichtiger mit der Situation eines positiven Ergebnisses umgehen.

Hieran kann sich ein zweites Szenario anschließen, das darin besteht, dass die Medizin die Tatsachen oft nicht gut den Patienten vermittelt, wie die Experten des Harding Zentrums für Risikokompetenz am Max-Planck-Institut für Bildungsforschung in Berlin aufgezeigt haben.

> *Fakt:* Die Sprache und Kommunikation von Ärzten, Pflegenden und weiteren Akteuren unseres Gesundheitswesens verdecken nicht selten die für uns als Patienten wichtigen Informationen.

Welche Realität steckt hinter manchen medizinischen Fachbegriffen?

Stellen Sie sich vor, Sie sind 57 Jahre alt, fühlen sich komplett gesund, und merken natürlich nicht, wie in Ihnen eine erste Krebszelle wächst. Sie gehen nicht zum Arzt, leben einfach weiter, bis Sie im Alter von 67, also zehn Jahre später, massive Beschwerden, z. B. Schmerzen oder chronischen Husten bekommen. Eine dann durchgeführte Diagnostik bringt die niederschmetternde Diagnose eines weit fortgeschrittenen Tumors. Trotz eventuell eingeleiteter Tumortherapie schreitet der Tumor weiter fort, und Sie sterben im Alter von 70 Jahren an diesem Krebs.

Ich bin sicher, einer Ihrer Ärzte wird Ihnen in diesem Fall sagen: »Wären Sie doch zur Früherkennung gegangen. Dann hätten wir den Krebs früher entdeckt, und er hätte geheilt werden können.« Sie denken sich: »War ich damals blöd!«

Was aber steckt, beim obigen Beispiel bleibend, hinter diesem alternativen Szenario einer Früherkennung? Im Alter von 57 Jahren wird der Tumor in der Frühphase entdeckt, behandelt und ist nicht mehr nachweisbar. Nach fünf Jahren Überleben spricht die Medizin dann oft von »Heilung« (Überlegen Sie kurz einmal, was Sie unter »Heilung« verstehen würden: genügen Ihnen fünf Jahre ohne Tumor zur »Heilung«?). Nun ist es leider nicht unrealistisch, dass der Tumor trotzdem später wiederkommt oder Sie aus anderer Ursache ebenso mit 70 Jahren versterben. Was haben Sie in diesem Fall gewonnen? Was aber vielleicht verloren?

> *Frage:* Wie stark wären Sie in Ihrem »gesunden« Leben, in Ihrem weitgehend unbelasteten Alltag eingeschränkt, wenn Sie vom Risiko einer potenziell lebensbedrohlichen Krankheit wüssten? Wie stark belastet Sie Wissen über Ihre Gesundheit oder eben Krankheit?

Es geht hier also um Ihre Lebensqualität in der Phase des Nicht-Wissens um eine Krankheit, oder anders herum gefragt: Wie stark wäre Ihre Lebensqualität eingeschränkt, wenn Sie sich als Patientin fühlten, ständig bedroht von einer bekannten Erkrankung, bei regelmäßigen Kontrolluntersuchungen mit der begleitenden psychologischen Belastung. Im oben geschilderten zweiten Szenario sind Sie ab 57 Jahren bis zu Ihrem Tod mit 70 ein »Patient«, erst unter Tumortherapie, dann als »Survivor« – Überlebender, im ersten Szenario »nur« drei Jahre, diese aber sehr intensiv.

Vorlaufzeit-Bias

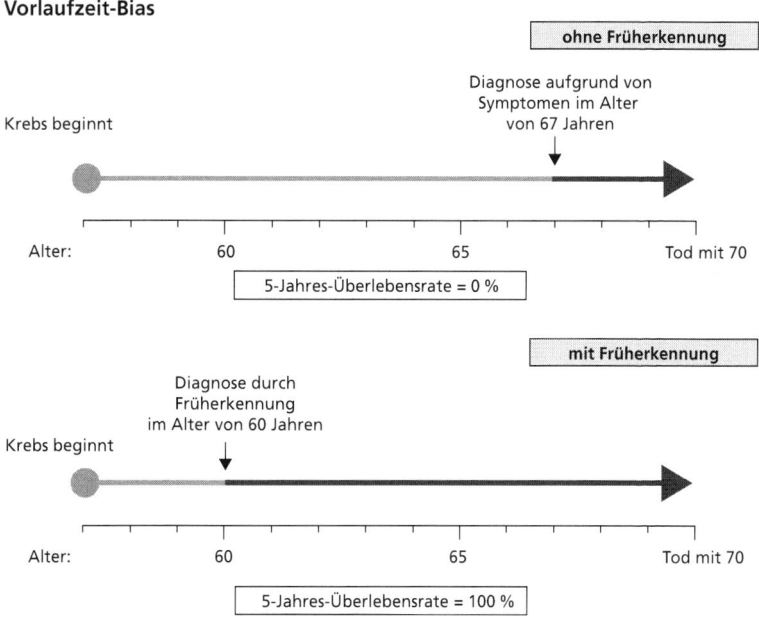

Abb. 2: Zwei beispielhafte Szenarien einer Krebserkrankung eines 57-jährigen Patienten, einmal mit, einmal ohne Früherkennung
(aus: Schirren et al., Dtsch. Ärzteblatt 2019;116(38): A1642–1646, Harding Zentrum für Risikokompetenz, MPI für Bildungsforschung, Berlin; © 2022 Deutscher Ärzte-Verlag GmbH, Abdruck mit freundlicher Genehmigung)

Die vergleichende Darstellung der beiden potenziellen Szenarien, zu denen es selbstverständlich viele weitere mögliche gibt, soll Sie nicht davon abhalten, das zu tun, was das Gesundheitswesen Ihnen vorschlägt. Es soll Sie jedoch vor allem ermutigen, selbst nachzudenken, was für Sie körperlich, aber vor allem psychisch die Folgen wären. Meinen Sie, eher jemand zu sein, der durch diese Bedrohung einer Krankheit sehr stark im Leben beeinträchtigt wäre, oder glauben Sie in der Lage zu sein, dies relativ leicht mit einem »guten« Leben vereinbaren zu können? Wichtig dabei ist: Jeder von uns ist unterschiedlich, es gibt kein Richtig und Falsch, es gibt nur das für Sie Passende. Das sollten Sie für sich gut reflektieren, um dann mit den Folgen gut leben zu können, egal wie Sie sich entscheiden. Sie sollten nur wissen: Sie haben auch ein Recht auf Nicht-Wissen.

> *Fakt:* »Heilung« von einem Tumor bedeutet für die Medizin oft, dass Sie (»nur«?) fünf Jahre ohne Nachweis eines Tumorrests überleben.

Ein anderes Beispiel für eine manchmal irreführende Medizinsprache zeigt ein reales Fallbeispiel, das wir gerne im Medizinstudium besprechen. Kurz geschildert geht es um einen knapp 70-jährigen Mann, der bis dato nur selten beim Arzt war, sich gesund gefühlt hat und nun zur Diagnostik starker Schluckbeschwerden kommt. Eine ausführliche Diagnostik ergibt einen Krebs der Speiseröhre im fortgeschrittenen Stadium. Die Onkologen besprechen mit ihm die tumor-spezifischen Therapieoptionen und sagen ihm, dass diese seine Überlebenswahrscheinlichkeit verdoppeln würden. An diesem Punkt sind die Medizinstudierenden relativ begeistert von den onkologischen Möglichkeiten. Als Palliativmediziner frage ich dann meist (und fühle mich dabei oft als »Spielverderber«), um wie viele Monate oder Jahre es denn tatsächlich gehe: Es geht in seiner Situation um eine Lebensverlängerung von im Durchschnitt der Studien etwa drei auf etwa sechs Monate! Die selbe medizinische Tatsache lässt sich also, mit unterschiedlicher Wirkung, in zweifacher Form übermitteln: Einmal wird ihr relativer Charakter kommuniziert (»Verdopplung« der Überlebenszeit), ein anderes Mal ihr absoluter (»sechs statt drei Monate«). Welche der beiden Informationen, sofern die ärztliche Kommunikation vorrangig auf das relative Element abhebt, wird für den betroffenen Patienten relevanter sein? Zu bedenken ist, dass es immer schwierig und zuweilen nicht unproblematisch ist, in der Kommunikation von Statistiken konkrete Zahlen zu nennen: Wir als Patienten erinnern gerne Zahlen, nur die Wahrscheinlichkeit, dass ich genau den Durchschnitt einer Studie darstelle, ist sehr gering. Somit sollten wir Ärzte eher von »wenigen Monaten« sprechen, innerhalb derer eine Verdopplung durch die Therapie möglich ist. Die eigentlich relevante Nachricht für diesen bisher »gesunden« Mann ist doch die Tatsache, dass er innerhalb weniger Monate sterben wird. Im realen Leben hat er sich dann auch gegen eine Tumor-spezifische Therapie ausgesprochen und kam zur Linderung seiner Beschwerden zu uns auf die Palliativstation.

Fakt: Oft werden in der Medizinsprache die absoluten Zahlen hinter relativen Angaben »versteckt«. Problem: Der konkrete Durchschnittswert einer Studie trifft auf Sie als Patient sehr wahrscheinlich nicht zu!

Um »selbstbestimmt« mit schwerer Krankheit umgehen zu können, benötigen wir als Patienten als Basis aller Entscheidungen also erst einmal alle verfügbaren Fakten der Erkrankung und der vorgeschlagenen Therapien, und zwar so aufbereitet, dass sie für uns auch tatsächlich verständlich und damit hilfreich sind.

Zweite Erkenntnis: Relevante Informationen zu bekommen, ist nicht einfach

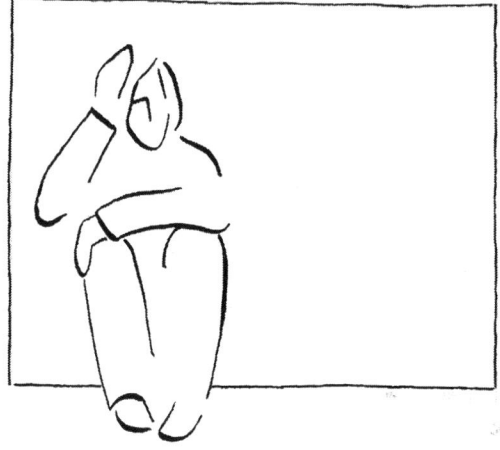

Illustratorin: Martina Topp

Dritte Erkenntnis: Über Endlichkeit zu reden, ist nicht einfach

»Für sich selbst ist jeder unsterblich; er mag wissen, dass er sterben muss, aber er kann nie wissen, dass er tot ist.«
Samuel Butler

Kein Mensch redet gerne über Sterben und Tod – und dies ist eine wesentliche psychologische Hürde im Umgang mit schwerer Krankheit. Als Gesunde sprechen wir nicht gerne über Sterben und Tod: alles andere ist (oder scheint) für die Bewältigung unseres Alltags wichtiger (zu sein), und auch nicht als betroffene Patienten: die Hoffnung stirbt zuletzt. Auch wir Ärzte und im Gesundheitswesen Tätige vermeiden jedoch gerne das Thema, wir sind schließlich auch nur Menschen. Die Hektik des Alltags in Klinik oder Praxis wird oft als Ausrede genommen, über die absehbare Endlichkeit eines Lebens aufgrund einer Erkrankung nicht zu reden. Das führt dann oft zu einer paradoxen Situation: Während die Behandler aufgrund ihrer klinischen Erfahrung und Intuition die begrenzte Lebenszeit ihrer Patienten ahnen, hoffen diese Patienten gleichzeitig auf ein längeres Leben, da ihr Überlebenswille natürlich stärker ist. Beide – Behandler und Patient – schätzen die gleiche klinische Situation mitunter sehr unterschiedlich ein (Überlebenseinschätzung der Behandler deutlich kürzer als die des Patienten), aber sie reden nicht miteinander über diese Einschätzung. Und es wird noch drastischer: Weitere Studien haben deutlich gezeigt, dass selbst wir als Behandler das Überleben eines Patienten mit schwerer Krankheit immer noch deutlich überschätzen. Die reale Situation und Prognose sind also noch schlechter als unsere Einschätzung als Behandler, und die wiederum ist deutlich kürzer, als wir als Patienten uns selbst einschätzen. Wie soll in dieser Situation da eine sinnvolle Therapieentscheidung im Sinne des Patienten getroffen werden?

> *Fakt:* Psychologische Hürden, offen über Sterben und Tod zu sprechen, bestehen auf allen Seiten, bei Patienten, Angehörigen, Ärzten und weiteren Berufsgruppen im Gesundheitswesen; es ist leichter, nicht über die Endlichkeit des Lebens zu reden.

Aussagen aus Studien gelten selbstverständlich immer für Durchschnittswerte von Gruppen von Patienten und Behandlern – Ausnahmen von dieser Regel gibt es erfreulicherweise immer. Diese Tatsachen stellen grundlegende und psychologisch sehr nachvollziehbare Mechanismen dar, führen jedoch zu einer regelhaften Übertherapie am Lebensende aufgrund mangelnder Kommunikation. Die oben bereits erwähnte Lancet Kommission fordert daher auch, die medizinische Versorgung in der letzten Lebensphase wieder stärker »ins Gleichgewicht zu bringen« – weniger (sinnlose) Maßnahmen und wieder mehr Integration des Sterbens in die Gesellschaft.

Welche Gedanken können beim Nachdenken über die eigene Endlichkeit helfen?

Der bekannte US-amerikanische Psychotherapeut Irvin D. Yalom hat ein sehr schönes Bild dafür geschaffen, wie schwer es ist, über die eigene Endlichkeit zu sprechen und eines seiner Bücher danach benannt: »In die Sonne schauen« (Yalom, 2008). Dabei greift Yalom ein Bild des französischen Schriftstellers F. de la Rochefoucauld (1630–1680) auf: »Der Sonne und dem Tod kann man nicht ins Gesicht blicken.«

Todesfurcht ist eine grundlegende menschliche Eigenheit. Die sog. Terror-Management-Theorie des Anthropologen Ernest Becker formuliert sogar, dass das Bewusstsein um die eigene Endlichkeit, die potenziell existentielle Angst und Schrecken auslösen würde, als eine Gegenkraft der Ursprung allen kulturellen menschlichen Lebens sei. Erst das Wissen um unsere Endlichkeit mache uns zum Menschen. Yalom beschreibt in seinem Buch anhand von Patienten, wie allzu starke Todesfurcht zu psychischen Erkrankungen führen kann. Jedoch rät er uns aufgrund seiner Erfahrungen: »Auch ich fürchte den Tod wie jeder

Mensch. Ich glaube aber, dass es Ihnen dabei helfen wird, dem Tod ins Auge zu blicken und, auf diese Weise, nicht nur den Schrecken zu mildern, sondern auch Ihr Leben zu bereichern.«

Eigene Analysen der bisher vorliegenden Studienergebnisse zeigen, dass tatsächlich die Reflexion der eigenen Endlichkeit meist einen positiven Effekt auf die Lebensqualität hat, und das nicht nur bei schwerer Krankheit oder hohem Alter.

Um der Todesfurcht vielleicht doch ins Gesicht zu schauen, hilft es vielleicht als erstem Schritt, sich erst einmal klar darüber zu werden, wovor genau man Angst hat.

Fragen: Was bedeutet für Sie Todesfurcht? Wovor konkret haben Sie Angst?

- Angst vor Krankheit?
- Angst vor Leid durch Krankheit und Therapie?
- Angst vor Beschwerden?
- Angst vor der Sterbesituation?
- Angst vor dem Totsein?
- Angst vor dem Jenseits?

Yalom schreibt: »Während meiner über zehnjährigen intensiven Arbeit mit Krebspatienten, die sich dem Tod gegenübersahen, stellte ich fest, dass viele von ihnen eine positive drastische Wandlung durchmachten, statt betäubter Verzweiflung zu unterliegen. Sie setzten ihre Prioritäten neu, trivialisierten die Banalitäten des täglichen Lebens. Sie waren auf einmal imstande, Dinge nicht zu tun, die sie nicht wirklich tun wollten. Sie kommunizierten mit denen, die sie liebten, intensiver und wussten elementare Tatsachen des Lebens stärker zu schätzen – die wechselnden Jahreszeiten, die Schönheit der Natur, das letzte Weihnachten oder Neujahr.« Und er zitiert einen Patienten: »Wie schade, dass ich bis jetzt warten musste, bis mein Körper vom Krebs zerfressen worden ist, um leben zu lernen!« (Yalom, 2008, S. 41–42).

Um Macht über die eigene Vergänglichkeit zu gewinnen, gibt es eine Vielzahl von Ansätzen, religiös, philosophisch oder psychologisch. Yalom zitiert hier den altgriechischen Philosophen Epikur, der folgende für viele Menschen beruhigende Gedanken formuliert hat:

> *Tipp:* Angst vor dem Tod sei nicht nötig, sagt Epikur, da
>
> 1. die Seele sterblich sei: Wir haben nach dem Tod nichts zu befürchten, kein Bewusstsein, kein Bedauern.
> 2. der Tod das ultimative Nichts sei: »Wo ich bin, ist der Tod nicht; wo der Tod ist, bin ich nicht.« sowie
> 3. eine Lebens-Symmetrie vorherrsche: Der Zustand nach dem Tod entspricht dem vor unserer Geburt.

Für alle, die sich bei Epikurs Gedanken Sorgen machen, nach dem Tod keine Bedeutung mehr zu haben, formuliert Yalom einen Welleneffekt, nämlich die »Tatsache, dass jeder von uns – oft ohne bewusste Absicht oder Wissen – konzentrische Einflusskreise erzeugt, die sich jahrelang, und sogar über Generationen hinweg, auf andere auswirken können.« (Yalom 2008, S. 86).

Welche Kommunikation über Endlichkeit erleben Patienten derzeit?

Vor dem Hintergrund dieser psychologischen Überlegungen wundert es nicht sehr, dass die Kommunikation über zum Tode führenden Erkrankungen entweder gar nicht stattfindet oder als unempathisch wahrgenommen wird.

> *Fakt:* Auch wenn es zur Rolle und damit zu den Aufgaben von Ärzten gehört, ihren Patienten das Thema Endlichkeit angemessen zu vermitteln, können Sie nicht davon ausgehen, dass dies im Alltag unseres Gesundheitswesens tatsächlich so passiert.

Dritte Erkenntnis: Über Endlichkeit zu reden, ist nicht einfach

Unsere Studie über das letzte Lebensjahr in Köln hat ergeben, dass immerhin einer von drei Angehörigen von in Köln Verstorbenen angibt, vor deren Versterben nicht darüber informiert worden zu sein, dass die Erkrankung zum Tode führen würde. Bei denjenigen, die über den voraussichtlich absehbaren Tod ihres Angehörigen unterrichtet wurden, geschah dies in der Hälfte der Fälle sechs bis zwölf Monate vor dem Versterben, bei immerhin 22% erst in den letzten Lebenswochen oder -monaten. Derartige Gespräche finden hauptsächlich mit dem Arzt im Krankenhaus statt, weil zumeist dort die Erkrankung oder das Fortschreiten einer Erkrankung diagnostiziert wird. Nahezu jeder dritte Angehörige berichtete jedoch in der besagten Studie davon, dass dieses Gespräch (eher) nicht einfühlsam verlaufen sei.

Natürlich wissen wir nicht, was konkret in den Einzelfällen gesagt wurde, wie es von den Angehörigen aufgenommen wurde und wie es dann im Nachhinein wiedergegeben wird. Außerdem hängt viel von der jeweils konkreten medizinischen Situation ab. Darüber hinaus gibt es natürlich ein Recht auf Nicht-Wissen. Angehörige gaben eine fehlende empathische Kommunikation in unserer Studie jedoch als einen (von zwei) Gründen an, weshalb sie mit der Versorgung im gesamten letzten Lebensjahr nicht zufrieden waren. Als zweiten Grund benannten sie die Fragmentiertheit des Systems (»keiner weiß vom anderen, was er tut«), welche in der 7. Erkenntnis besprochen wird.

Die folgenden fünf Zitate von Angehörigen, die uns in Köln über das letzte Lebensjahr ihrer verstorbenen Familienmitglieder berichtet haben, machen klar, worum es geht:

> »… ich kann auch nachvollziehen, dass ein Mediziner sich nicht auf etwas festlegt, auf eine Zahl. Es sind jetzt noch vier Wochen, es sind noch sechs Wochen. Das kann man nicht. Ja? Das ist Natur, das ist Mensch. Aber *es gibt bestimmt* im Rahmen von Kommunikation *Möglichkeiten, einen Angehörigen zu verstehen zu geben, dass es sehr wohl sehr schnell gehen könnte*, dass ein Hospiz eine bessere Versorgung hat, dass man alles versucht, auch einen Hospizplatz zu bekommen.«

Natürlich gibt es diese Möglichkeit, eine begrenzte Lebenszeit zu kommunizieren. Da wir den genauen Todeszeitpunkt nicht kennen, den zeitlichen Rahmen jedoch abschätzen können, empfehlen wir Medizinstudierenden, in ihrer zukünftigen ärztlichen Praxis nie konkrete Zahlen zu nennen, sondern immer nur einen zeitlichen Rahmen anzugeben, also von »Tagen«, »Wochen« oder »Monaten« zu sprechen. Einen solchen können wir in der Regel sehr gut vorhersehen.

»Die haben nicht gesagt, auch wenn wir operieren ... Die Information, wir operieren, dann wird alles besser. Es wird nicht mehr sein wie früher, aber sie hat dann noch, kann dann durchaus noch Jahre leben. Aber sie kann wieder reden, sie kann wieder laufen, wenn das alles gut geht. Die OP ist gut verlaufen. Aber *es hat keiner vorhergesagt, dass dieser Tumor so schnell das Leben beenden wird. Auch mit OP.*«

Was wäre geschehen, wenn im Vorfeld der Operation über die begrenzte Lebenszeit der Patientin offen gesprochen worden wäre? Hätte diese dann überhaupt in die OP eingewilligt? Wir wissen es nicht, aber es wäre sicher in ihrem Sinne gewesen, diese Information mit in die Entscheidungsfindung mit einzubeziehen.

»... dass diese Ärztin, obwohl unsere Mutter eine Sterbende war, auch schon zu dem Zeitpunkt, schon lange zu diesem Zeitpunkt, *suggeriert hat, dass unsere Mutter auf einem super Weg ist und gut zu therapieren ist.* Also der Palliativmediziner unserer Mutter hat die Hände überm Kopf zusammengeschlagen ob des Berichts. Da steht sogar drin, dass die Mama weiterhin Ergotherapie bekommen soll, dass trainiert werden soll mit einem Unterarmrollator, zweimal in der Woche dieses und jenes, Pipapo. Eine Sterbende. (Knallt Unterlagen auf eine Oberfläche.) *Unsere Mutter war keine drei Wochen zuhause, da war sie tot.* Und der Übergang war sehr schwierig, weil die Mama zuhause nicht mehr gut versorgt werden konnte.«

Entweder es fehlte hier die klinische Erfahrung, oder der Behandelnde ignorierte einfach die Möglichkeit, dass ein Mensch sterben kann. Auch der Einbezug von Teams der Palliativmedizin oder/und Hospizarbeit benötigt etwas Zeit: Wie oft habe ich es jedoch erlebt, dass an Palliativ-Hospiz erst so spät gedacht wird, dass hierfür einfach nicht genug Zeit bleibt. Im Nachhinein stellt dies für die Angehörigen oft ein dramatisches Erlebnis dar, das sie lange mit sich herumtragen.

> »Diese Ärztin hat wahrheitsgemäß der Mama gesagt, dass ›Sie wieder alleine laufen werden, das wird nicht mehr möglich sein.‹ (...) *Sie hat die Wahrheit nicht verschwiegen. Und das finde ich an der Stelle genau richtig (...).* Aber sie ist alleine geblieben mit ihrer Meinung. Ihr Chef, *der Chef dieser Ärztin,* hat es meiner Mutter in dieser Deutlichkeit nicht transportiert, *hat ihr (der Mutter) suggeriert, es macht Sinn weiterzukämpfen, und hat sie dann ja auch in die Reha überwiesen.*«

Für uns als Patienten wird es sehr schwierig, wenn unterschiedliche Behandler unterschiedliche Aussagen machen. Welcher Aussage können wir glauben? Wem sollen wir vertrauen? Welchem Rat sollen wir folgen? Da auch die behandelnden Ärzte unterschiedlich eingestellt sind, wie mit Fragen zur Endlichkeit unseres Lebens umzugehen ist, werden wir es oft mit unterschiedlichen Einschätzungen zu tun haben. Wir wissen auch nicht, welche Vorerfahrungen jeder einzelne Behandelnde in seinen Ratschlag mit hineinlegt. Auch wenn uns deutliche Erfolge in Einzelfällen in Erinnerung sind, sollten wir uns über folgende psychologische Falle im Klaren sein: Gerade wenn ein Erfolg nicht regelhaft, sondern nur zufallsbedingt eintritt, verstärkt diese Erinnerung unseren »Glauben« an den Erfolg einer Therapie. Wir haben also eine verzerrte Erinnerung, die tendenziell Therapien in einem zu positiven Licht dastehen lassen, obwohl ein Erfolg tatsächlich eher unwahrscheinlich ist. Dies muss nicht dagegen sprechen, eine Therapie zu versuchen, wir sollten uns dessen nur bewusst sein, vor allem wenn es im Verlauf der Behandlung um die Frage gehen wird, ob diese fortgeführt oder abgebrochen werden soll. Was in »Zeiten klinischer Unsicherheit« zu tun ist, folgt im übernächsten Kapitel.

> »Und diese Ärztin, die meine Mutter dort behandelt hat, die hat ganz ... Dieser Frau bin ich sehr dankbar, denn sie hat *ganz offen darüber gesprochen,* dass sie weiß, dass ... [Stimme bricht] dass meine Mutter von dieser Krebserkrankung nicht mehr geheilt werden kann. [weinend] Und dass sie in den nächsten Wochen, wenn wir Glück

haben Monaten, *daran auch versterben wird.* [weinend] *Und ich bin ihr deshalb so dankbar,* weil ich davon überzeugt bin, dass die Klarheit darüber, dass eine Krankheit (...) dann finde ich es wichtig, wenn es auch in der Klarheit ausgesprochen wird. Und die Frau Doktor hat mit uns Angehörigen ganz klar über das Thema Palliativpflege und Hospizunterbringung gesprochen. Und hat das auch mit unserer Mutter getan.«

Das erleben wir ganz oft – Dankbarkeit, obwohl wir über traurige Fakten reden; Dankbarkeit, obwohl wir offen über Tod und Sterben sprechen. Sollten uns diese Aussagen von Betroffenen nicht ermutigen und endgültig überzeugen, offen über diese Themen zu reden?

Wie lässt sich die Situation verbessern?

Selbstverständlich gehört zu einem »selbstbestimmten Sterben« dazu, für sich selbst als Patient abzuwägen, ob überhaupt und wenn ja wann der richtige Zeitpunkt für ein offenes Gespräch ist. Dazu sollten Sie möglichst schon in gesunden Tagen Folgendes überlegen:

> *Frage:* Wie lange vorher wollen Sie idealerweise wissen, dass Sie sterben werden? Wie viel Zeit benötigen Sie, um sich und Ihre Angehörigen vorzubereiten und für die Zeit nach Ihrem Tod alles zu regeln?

Klar ist, dass sich das »letzte Lebensjahr« erst im Nachhinein als ein solches eindeutig festhalten lässt. Da wir alle vorwärts leben und Entscheidungen treffen müssen, ist die Prognoseabschätzung jedoch ein wesentlicher Punkt in der Arzt-Patienten Kommunikation. International hat sich in der Medizin eine sogenannte »Surprise Question« etabliert: Wäre ich als Arzt überrascht, wenn ich hörte, dass der Patient, der gerade vor mir sitzt, innerhalb des nächsten Jahres verstorben ist? Diese Frage fragt nach der klinischen Erfahrung, der Intuition des Arztes. Sie dient nicht dazu, mich als Arzt zu einer exakten Prognose zu verleiten, die ich zu diesem Zeitpunkt nicht stellen kann. Die »Überraschungsfrage« soll mich als Arzt vielmehr zum Nachdenken anregen. Falls ich zur Antwort gelange, dass mich ein absehbarer Tod meines Patienten nicht überraschte, sollte ich spätestens jetzt mit ihm über palliative Themen reden.

Auch Sie als Patient können aktiv ein Gespräch über diese Themen einfordern, sollte Ihr Behandler nicht von sich aus darauf kommen. Die »Surprise Question« können Sie eventuell auch selbst an ihn richten:

> *Frage an Ihren Behandler:* Wären Sie überrascht, wenn Sie hören würden, dass ich innerhalb der kommenden zwölf Monate verstorben bin?

Ein Sterben, wenn es denn vorhersehbar ist, sollte nicht »einfach passieren«. Wie viel Zeit vorher wollen Sie über Ihren nahenden Tod informiert sein? Tage? Wochen? Monate? Versuchen Sie, sich darüber im Klaren zu werden und sprechen Sie Ihren Arzt offen darauf hin an, so dass er weiß, was Sie wissen wollen.

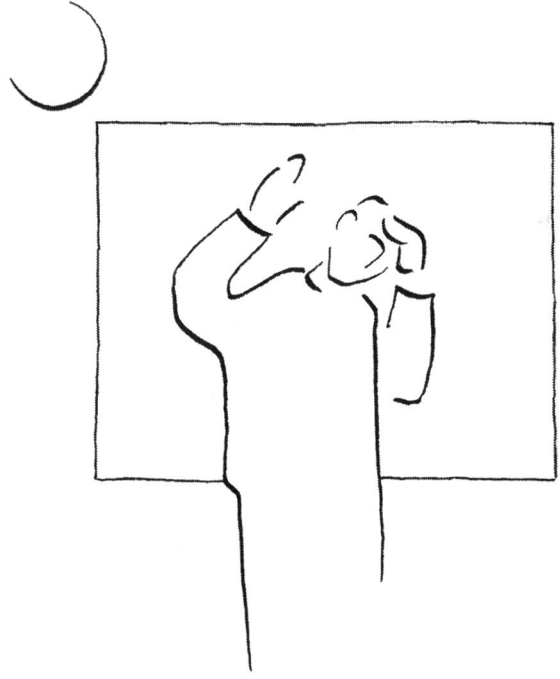

Illustratorin: Martina Topp

Vierte Erkenntnis: Nicht mehr alle verfügbaren Therapien sind sinnvoll

»Wie bei einem Theaterstück kommt es beim Leben nicht darauf an, wie lange es dauert, sondern wie gut es gespielt wird.«
Seneca

Was können wir jetzt noch tun? Wir können Ihnen eine Chemotherapie, eine Operation, eine Bestrahlung anbieten – wünschen Sie dies? Können Sie diese Frage so schon beantworten? Oder welche Information fehlt Ihnen noch?

Therapieentscheidungen zu treffen, ist eine der wichtigsten Aufgaben, wenn Sie selbstbestimmt Ihre letzte Lebensphase gestalten wollen. Natürlich fehlen, um obige Frage beantworten zu können, Informationen über Nebenwirkungen und die Frage, ob diese Therapien einen Krankenhausaufenthalt beinhalten, und für wie lange. Gerade in Krankenhäusern der Maximalversorgung stehen viele moderne, fortschrittliche Diagnostik- und Therapiemethoden zur Verfügung, auf die wir – auch zu Recht – sehr stolz sein können. Aber allein deren Verfügbarkeit sagt noch nichts darüber aus, ob sie auch sinnvoll bei Ihnen eingesetzt werden können. Und die wesentliche Frage ist noch nicht gestellt:

Frage: Welches Therapieziel ist bei meiner Krankheit realistisch erreichbar?

Diese Frage ist so einfach und wird doch im klinischen Alltag oft gar nicht gestellt; sofort wird auf der Ebene der Maßnahmen diskutiert. Was sollen wir tun – aber nicht: Was ist das Ziel? Dabei kennt die Medizin nur drei wesentliche Therapieziele: Heilung, Lebensverlängerung und Lebensqualität.

Vierte Erkenntnis: Nicht mehr alle verfügbaren Therapien sind sinnvoll

> *Fakt:* Die drei wesentlichen Therapieziele der Medizin:
>
> - Heilung?
> - Lebensverlängerung?
> - Lebensqualität?

Dabei sollte im Gespräch klarwerden, welches dieser drei Ziele in der von der Krankheit vorgegebenen Situation vorrangig zu erreichen ist:
Ist die Erkrankung zu heilen (»kurativ« anzugehen)? Wenn sie geheilt werden kann, folgt daraus automatisch eine Verlängerung der Lebenszeit und – hoffentlich – damit auch der Lebensqualität.

Ist die Erkrankung nicht mehr zu heilen, ist dann eine deutliche Verlängerung der Lebenszeit zu erreichen? Sollte dies gelingen, folgt daraus auch wieder automatisch und hoffentlich eine Verbesserung der Lebensqualität.

Ist aber diese Lebenszeitverlängerung nicht mehr wirklich zu erreichen, steht die Verbesserung der Lebensqualität ganz im Vordergrund. Dies hat – das zeigen jüngere Studien – interessanterweise übrigens in vielen Fällen auch als »Nebenwirkung« eine leichte Lebenszeitverlängerung zur Folge.

> *Fakt:* Auch die reine Konzentration auf Steigerung Ihrer Lebensqualität kann zu einer Lebensverlängerung führen – wenn es Ihnen bessergeht, leben Sie auch länger.

Was wünschen sich die Patienten?

Viele Studien haben gezeigt, dass sich eine große Mehrheit von Betroffenen wünscht, offen über die Prognose ihrer Erkrankung zu sprechen. Natürlich wollen fast alle möglichst lange leben, aber nur unter der Voraussetzung guter Lebensqualität. Eine Lebensverlängerung »um jeden Preis« wünschen sich die Allerwenigsten. Außerdem spüren die meisten schwerkranken Patienten, dass etwas in ihrem Körper gar nicht stimmt. Daher empfinden es viele paradoxerweise als entlastend, offen die Wahrheit zu hören. Dies sollte uns Behandelnde ermutigen, unseren Patienten offen die reale klinische Situation darzulegen – eine Angst vor »Aufklärungsgesprächen« ist unbegründet.

Oft kommt es jedoch immer noch zu einer Übertherapie am Lebensende. Warum ist das so? Häufig argumentieren Ärzte dabei mit dem »Therapiewunsch« ihrer Patienten. Aber steht dahinter wirklich der Wunsch nach ggf. unsinnigen Therapiemaßnahmen? Hier sollten wir uns als Ärzte an unseren klaren Auftrag erinnern, dass wir *nach* Festlegung des realistisch möglichen und (vom Patienten) gewünschten *Therapieziels* die medizinische Indikation für eine Maßnahme stellen. Tatsächlich jedoch wird im klinischen Alltag nicht selten als erstes die Frage nach den Maßnahmen (»Was können wir jetzt tun?«) und nicht nach dem Therapieziel gestellt. Der Fokus auf das therapeutisch realistische Ziel erspart viele unsinnige Maßnahmen, die wir als Patienten sodann durchaus erkennen und jederzeit auch ablehnen können. Unser Patientenwille kann sich also auch als ein Abwehrrecht äußern.

Fakt: Der Wunsch eines Patienten, ein bestimmtes Therapieziel zu erreichen (das auch unrealistisch ausfallen kann), und sein Wille bzw. seine Bereitschaft, bestimmte Therapiemaßnahmen auf sich zu nehmen, können unterschiedlich sein und auseinanderfallen; als Patient haben wir jederzeit das Recht, medizinisch eigentlich indizierte Maßnahmen abzulehnen.

Da die hierfür ärztlicherseits notwendigen Schritte im Prozess einer Therapieentscheidung im Alltag immer wieder vergessen werden, haben wir als Verfasser der Nationalen Leitlinie Palliativmedizin hierzu ein eigenes Kapitel aufgenommen.

Was bedeutet Lebensqualität?

In Zeiten schwerer Krankheit – und bereits vorher – steht im Mittelpunkt allen ärztlichen Handelns, die Lebensqualität der Patienten soweit wie möglich aufrechtzuerhalten bzw. wiederherzustellen und/oder zu verbessern. Was Lebensqualität für Sie persönlich bedeutet, können nur Sie selbst beantworten. In Studien wird oft zwischen einer »krankheitsbedingten« und »allgemeinen« Lebensqualität unterschieden; ob das für Betroffene so sinnvoll ist oder eher einen studientechnischen Sinn hat, soll hier nicht weiter vertieft werden.

Ein hilfreiches Modell zur Verbesserung von Lebensqualität ist das Modell des schottischen Mediziners K.C. Calman aus dem Jahr 1984, die sog. Calman Gap:

> *Fakt:* Die eigene Lebensqualität ist umso besser, je geringer der Unterschied der eigenen Vorstellungen zur Realität ist (Calman 1984).

Wollen wir als Behandler die Lebensqualität unserer Patienten verbessern, ist an deren Lebensrealität anzusetzen, z. B. mithilfe medizinischer Maßnahmen. Gleichzeitig können wir als Patienten auch durch ein entsprechendes Erwartungsmanagement –das wir selbst in der Hand haben – unsere Lebensqualität fördern und steigern. Wenn es uns gelingt, manche unveränderliche Tatsache zu akzeptieren und mit ihr zu leben, geht es uns in aller Regel zumeist besser. Wie Sie als betroffener Patient das erreichen können, lässt sich vielen Büchern und Schriften entnehmen, die hierzu veröffentlicht wurden. Sie müssen sich nur die für Sie persönlich geeignete Methode heraussuchen, und sei es, eine »Ruhe des Geistes« (Dalai Lama) durch Meditation zu erreichen. Calman definiert übrigens Gesundheit folgendermaßen:

> »Gesund ist ein Mensch, der mit seinen Krankheiten einigermaßen glücklich leben kann.« (Calman 1984)

Solch ein Perspektivwechsel kann vielleicht manchmal hilfreich sein, um die Tatsache von Krankheiten besser verarbeiten zu können.

Der amerikanische Molekularbiologe Jon Kabat-Zinn ist weltbekannt dafür, dass er in den 1970er-Jahren die ursprünglich buddhistische Methode der Meditation und des Achtsamkeitstrainings losgelöst von jeder Religiosität in die Medizin als »Achtsamkeitsbasierte Stressreduktion« (mindfulness based stress reduction) eingeführt hat. Diese Methode des Innehaltens, »Nicht-Tuns«, auf-die-innere-Stimme-Hörens, kann Ihnen bei der dieses Buch leitenden Frage »*palliativ … und jetzt?*« helfen, zu der für Sie richtigen Antwort zu kommen. Kabat-Zinn schreibt:

> »Das Merkwürdige beim Innehalten ist, dass Sie, sobald Sie es tun, sofort *hier* sind. Die Dinge werden einfacher. In gewisser Weise ist es, als würden Sie sterben und die Welt um Sie herum würde weiterhin bestehen. Wenn Sie tatsächlich stürben, würde sich Ihre gesamte Verantwortung und alle Ihre Verpflichtungen augenblicklich in Luft auflösen. Das, was davon übrig bliebe, würde auf irgendeine Weise ohne Ihr Zutun erledigt werden. … Deshalb brauchen Sie sich im Grunde darüber keine Sorgen zu machen. … Indem Sie sich ein paar Augenblicke Zeit nehmen »absichtlich zu sterben« … verschaffen Sie sich die notwendige Zeit für die Gegenwart. Indem Sie jetzt auf diese Weise »sterben«, werden Sie in Wahrheit lebendiger im Jetzt.« (Kabat-Zinn 2019, S. 26–27)

Wie finden Sie die für Sie sinnvolle Therapie?

Zur Selbstbestimmung trotz schwerer Krankheit gehört also dazu, folgende Fragen für sich zu beantworten:

- Welches Therapieziel ist für Sie am wichtigsten, falls eine Heilung nicht mehr möglich ist? So *lange* oder so *gut* zu leben wie irgend möglich?
- Fragen Sie nicht zuerst »Was kann man tun?«, sondern: »Was können wir in dieser Situation noch erreichen?« »Was ist das *realistisch* zu erreichende Therapieziel?«
- Wägen Sie für sich ab: Was erwarten Sie von aufwändigen medizinischen Maßnahmen, und nehmen Sie dafür die Nebenwirkungen in Kauf (z. B. Krankenhausaufenthalt)?

Ist alles gut vorbesprochen, ist eine Therapieentscheidung meist auch nicht akut notwendig. Sie haben also zumindest ein wenig Zeit, sich gründlich Gedanken zu machen. Auch wichtig zu wissen: Eine einmal begonnene Therapie kann auch jederzeit beendet werden, z. B. wenn die Nebenwirkungen zu stark sind oder der erwünschte Erfolg (Was war Ihr Ziel der Therapie?) sich nicht einstellt. Bleiben Sie flexibel!

Was kann ich im Arztgespräch fragen?

Um also »selbstbestimmt die letzte Lebensphase zu gestalten«, benötigen Sie ausreichende, konkrete und auf Ihre Situation passende Informationen, um dann – idealerweise – in Ruhe entscheiden zu können. Was aber können Sie dazu tun, um diese zu erhalten?

Hierzu gibt es ausführliche Literatur, z. B. die Patientenleitlinie Palliativmedizin oder »Question Prompt Sheets« aus unserer eigenen Studie. Am einfachsten sind folgende fünf Fragen, die Sie im Vorfeld und im Verlauf eines oder mehrerer wesentlichen Arztgespräche für sich klären sollten:

1. Haben Sie den Stand Ihrer Krankheit verstanden?
2. Was sind Ihre Sorgen bezogen auf die kommende Zeit?
3. Was sind Ihre Prioritäten und Ziele einer möglichen Behandlung?
4. Welcher Krankheitszustand nach der Behandlung ist für Sie akzeptabel?
5. Wie sieht ein guter Tag für Sie aus?

Tipps für Ihr Arztgespräch:
Gehen Sie möglichst nicht allein zu einem wichtigen Arztgespräch.
Schreiben Sie sich vorher Ihre Fragen auf.

Vierte Erkenntnis: Nicht mehr alle verfügbaren Therapien sind sinnvoll

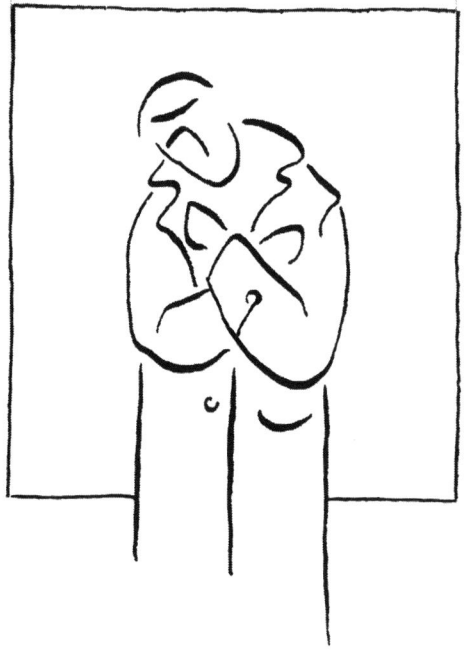

Illustratorin: Martina Topp

Fünfte Erkenntnis: In Zeiten klinischer Unsicherheit braucht man »das Beste beider Welten«

»*Jeder möchte lange leben, aber keiner will alt werden.*«
Jonathan Swift

Natürlich ist bei einer fortschreitenden Erkrankung der Übergang in die »eindeutige« palliative Phase nicht immer sofort klar. Vorher kommt es oft zu einer Phase, in der krankheitsmodifizierende Therapiemaßnahmen vielleicht einen Erfolg bringen. »Plan for the best, but prepare for the worst« – für den besten Ausgang der Behandlung planen, sich aber gleichzeitig auf den schlechtesten Ausgang vorbereiten – so lautet ein kluger medizinischer Leitsatz. Daher brauchen wir als Betroffene gerade in der Phase klinischer Unsicherheit einer fortschreitenden Erkrankung »the best of both worlds«, so wie es die amerikanische klinisch-onkologische Gesellschaft (ASCO) formuliert. In dieser Phase klinischer Unsicherheit braucht es also – für Tumorerkrankungen – gleichzeitig die beste Onkologie und zugleich die beste palliativmedizinische Versorgung.

Diese Erkenntnis, die bereits eine Studie amerikanischer Mediziner (Temel et al.) vor mehr als zehn Jahre aufgezeigt hat, hat sich inzwischen in allen nationalen und internationalen Leitlinien durchgesetzt: Palliativmedizin nicht mehr erst dann denken, wenn krankheitsmodifizierende Therapiemaßnahmen gar keinen Sinn mehr machen, sondern möglichst frühzeitig parallel dazu. Dies führt regelhaft nicht nur zu einer deutlich besseren Lebensqualität der Betroffenen, sondern kann – sozusagen als Nebenwirkung – auch eine deutliche Lebensverlängerung zur Folge haben, wie es Temel et al. für den fortgeschrittenen Lungen-Krebs beschrieben haben: hier verlängerte sich die Lebenszeit im Durchschnitt von acht auf elf Monate. Daher hat Richard Schilsky, der ehemalige Präsident der American Society for Clinical Oncology (ASCO), formuliert:

> *»Palliative Care always – Chemotherapy sometimes.«*
> »Palliativversorgung immer – Chemotherapie manchmal.«
> (Dr. Richard Schilsky, ehem. Präsident der ASCO)

Ein solches Vorgehen, onkologische Versorgung und Palliativmedizin *gleichzeitig* zu denken, ist in unserem Gesundheitssystem bisher noch nicht regelhaft verankert, wäre aber der Goldstandard. Was hier für Tumorerkrankungen formuliert ist, gilt sinnhafterweise natürlich auch für alle anderen schweren und fortschreitenden Grunderkrankungen. In anderen, nicht-onkologischen medizinischen Disziplinen ist dieser Gedanke noch weniger etabliert, so dass wir als Betroffene (meist über die Angehörigen) versuchen sollten, dies einzufordern.

> *Tipp:* Plan A und Plan B gleichzeitig verfolgen:
> »Plan for the best (Plan A: optimaler Therapieerfolg) but prepare for the worst (Plan B: Was mache ich, wenn die Therapie nicht wie erhofft anschlägt?)«

Palliativmedizinisches Denken, also eine Medizin, die mit ihren Maßnahmen das Therapieziel »Lebensqualität« als oberste Priorität hat, sollte also spätestens dann einsetzen, wenn aufgrund der klinischen Erfahrung durch die Erkrankung ein Versterben innerhalb der kommenden 12–24 Monate nicht auszuschließen ist. Palliativmedizin schließt dabei auch keine Therapie aus, die sich gegen die Grunderkrankung richtet (z. B. Tumortherapie).

Ein solches Denken von Gleichzeitigkeit sich scheinbar ausschließender Ansätze (»double awareness«) ist in der Medizin bislang weder weit verbreitet noch einfach. Meist wird stattdessen »alles versucht«, und erst nachdem ein »Scheitern« der Therapie offenkundig ist, wird nach Palliativmedizin gerufen – oft ist es dann schon zu spät.

»Ach, hätte ich das doch schon viel früher gewusst ... so gut betreut wie hier wurde ich in meiner ganzen Krankheit bisher noch nie ... Ich wohne gleich um die Ecke, aber von Euch habe ich von meinem Golf-Kumpel gehört – nicht von meinem Hausarzt!« (Patient auf Palliativstation)

Fünfte Erkenntnis: Gebraucht wird »das Beste beider Welten«

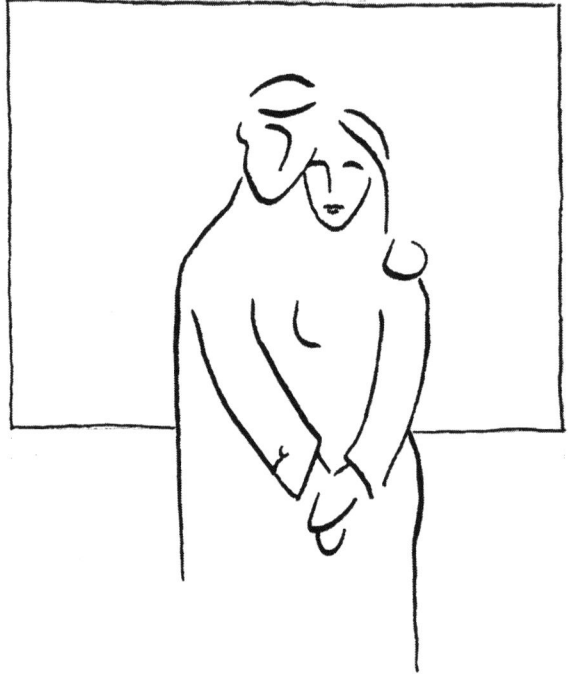

Illustratorin: Martina Topp

Sechste Erkenntnis: Auch »Nichts-Tun« kann richtig sein – Palliativmedizin ist optimiertes »Nichts-Tun«

»Du kannst Dir nicht aussuchen, wie Du stirbst. Oder wann. Du kannst nur entscheiden, wie Du lebst. Jetzt.«
Joan Baez

Es ist ein psychologisch menschliches Grundbedürfnis, in schwierigen Situationen eher etwas zu tun als nichts zu tun – zumindest haben wir dann die besten Überlebenschancen, wenn wir in der afrikanischen Steppe einem Löwen begegnen. Stehenbleiben ist gleichbedeutend mit Tod – Wegrennen verschafft einem eine Überlebenschance. Dies galt lange auch für die moderne Medizin, wobei sich eine abwartende Haltung (»wait and see«) immer öfters durchsetzt.

»Ich kann nichts mehr für Sie tun«, das hören sicher immer noch viele Patienten tagtäglich in unserem Gesundheitssystem. In dieser Situation beginnt dann in der derzeitigen Realität unseres Gesundheitswesens oft die Palliativ- und Hospizarbeit – sozusagen als optimiertes »Nichts-Tun«. »Wir müssen lernen, das Nichts-Tun anders zu gestalten«, hat Cicely Saunders einmal gesagt, die Begründerin der modernen Hospizbewegung.

Was ist besonders an der Palliativ- und Hospizarbeit?

Dame Cicely Saunders (1918–2005) war Sozialarbeiterin, später Pflegekraft, in England und studierte – als die Möglichkeit der Schmerztherapie durch Morphin bekannt wurde – auch noch Medizin: Sie verkörperte also den ganzheitlichen Ansatz durch mehrere Berufsgruppen, der die Arbeit von Palliative Care wesentlich mit kennzeichnet, bereits in sich selbst. 1962 gründete sie St. Christopher's Hospice in London, da ihr enger Kontakt zu Sterbenden sie lehrte, dass das damalige britische Gesundheitssystem nicht auf die Bedürfnisse dieser Menschen eingestellt war. Dies war der Beginn der modernen Palliativmedizin, welche sich ausgehend von medizinischer Symptomkontrolle ganzheitlich um die schwerkranken Patienten und ihre Angehörigen bemüht (»total pain«). Saunders erkannte auch, dass nicht nur Patienten mit Tumorerkrankungen von einem solchen Konzept profitieren können. So reservierte sie im St. Christopher's Hospice immer auch einige Betten für Patienten mit Amyotropher Lateralsklerose (ALS), einer schweren fortschreitenden neurologischen Erkrankung, und etablierte darüber hinaus Angebote für trauernde Angehörige. Cicely Saunders begründete ebenso die moderne akademische Palliativmedizin, da sie Lehre und Forschung als wesentliche Aufgaben von St. Christopher's Hospice verstand.

Zusätzlich zur palliativen Betreuung durch verschiedene Berufsgruppen etablierte sie die Begleitung schwerkranker Patienten durch ehrenamtliche Mitarbeitende, die ohne professionellen Auftrag »nur« da sind, also absichtslos ihre Anwesenheit und Zeit schenken. Diese ehrenamtliche Begleitung schwerkranker und sterbender Menschen ergänzt die hauptamtliche Versorgung in hervorragender Weise, eigentlich begründet sich damit erst die »Palliativversorgung« in der Gesellschaft: Hospizarbeit als Bürgerbewegung. Interessant übrigens, dass St. Christopher's Hospice auch ganz aktuell sein Konzept »vom Kopf auf die Füße« stellt: Zentrum des palliativen Versorgungskonzepts ist nicht mehr die Station, sondern sind kommunale Beratung, Hausbetreuung und Tagesangebote.

Sie wundern sich als Leserin oder Leser vielleicht, wieso die Begriffe »Hospiz« und »Palliativ« scheinbar so »durcheinander« verwendet werden. Tatsächlich ist das Gesamtkonzept »Hospiz« und »Palliativ« jedoch identisch. Historisch betrachtet war es eine semantische Entscheidung von Dr. Balfour Mount im französischsprachigen Montreal, für ein und dasselbe Konzept anstelle des Begriffs »l'hospice« – was wohl einen negativen Beiklang im Französischen hat – »soins palliatives« zu wählen. So entstanden nach Rückübersetzung ins Englische (und Deutsche) zwei unterschiedliche Begriffe für das identische Konzept. International haben sich die beiden Begriffe für Teilaspekte des Gesamtkonzepts in einzelnen Ländern sodann unterschiedlich weiterentwickelt.

Für Deutschland steht der Begriff »Hospiz« einerseits für die Bürgerbewegung, Hospizdienste (Ehrenamtliche, die professionell befähigt, fortgebildet und supervidiert werden) und stationäre Hospize (die im Sozialgesetzbuch unter »Pflegeeinrichtung« fallen). »Palliativ« steht im häuslichen Bereich für Teams aus Ärzten, Pflegenden und Koordinatoren (sog. SAPV, spezialisierte ambulante Palliativversorgung) und in Krankenhäusern für Palliativstationen und Palliativmedizinische (Konsilar-)Dienste. Erst gemeinsam können sie eine optimale Versorgung und Begleitung anbieten, so wie Cicely Saunders es uns vorgemacht hat.

Sie sehen also, dass noch so viel zu machen ist, wenn »wir nichts mehr tun können«.

Sechste Erkenntnis: Auch »Nichts-Tun« kann richtig sein

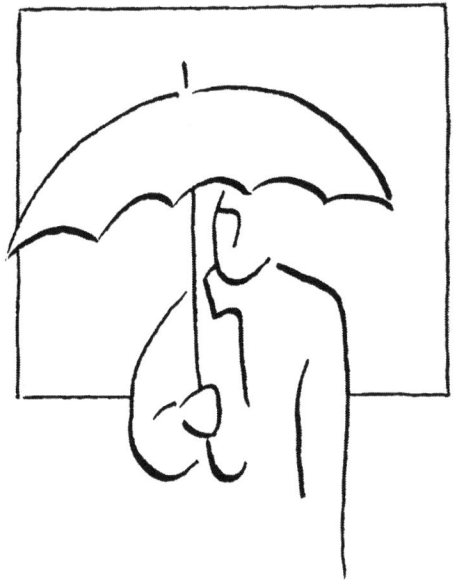

Illustratorin: Martina Topp

Siebte Erkenntnis: Unser Gesundheitssystem ist oft (noch) nicht gut auf das letzte Lebensjahr vorbereitet

»*Viele sterben zu spät und einige sterben zu früh ... stirb zur rechten Zeit!*«
Friedrich Nietzsche

So wie das britische Gesundheitssystem der 1960er-Jahre war auch das deutsche nicht auf die Bedürfnisse von Schwerkranken, Sterbenden und ihren Angehörigen eingestellt. Dank der Hospizbewegung hat sich seit den 1980er-Jahren in Deutschland schon sehr viel bewegt. Ursprünglich galt die Auffassung, Sterben sei so privat, dass es kein Thema fürs Gesundheitswesen darstelle. Inzwischen sind spezialisierte Strukturen der Hospizarbeit und Palliativversorgung im Gesundheitswesen nicht nur integriert, der Palliativ- und Hospiz-Bereich ist eines der sich dort am raschesten wandelnden Gebiete überhaupt! – Natürlich bleiben wesentliche Aspekte noch weiterzuentwickeln, aber ein großer Erfolg ist sichtbar.

Noch nicht so gut vorbereitet – trotz aller Fortschritte in den letzten Jahren auch hier – jedoch ist die allgemeine Palliativversorgung sowohl in den ambulanten als auch stationären Strukturen. Diese Erkenntnis wird u. a. von dem Versorgungsforscher Edmund Neugebauer in seinem Buch »Strategiewechsel jetzt! – Corona-Pandemie als Chance für die Neuausrichtung unseres Gesundheitssystems« (2021) geteilt. Vor allem für zwei Bereiche sieht Neugebauer noch relevanten Entwicklungsbedarf: Prävention und Palliativversorgung.

Was aber sagen die Betroffenen selbst?

»... also das *Zahnrad Krankenhaus* ... wir als Angehörige, da muss man schon sagen, die Übergabe ... also *wir waren völlig ratlos*. Was denn jetzt? (lacht leise) Hospiz? Privat nach Hause oder in ein Heim? (räuspert sich) Also da war überhaupt nichts, da wurde gesagt: ‚Das müssen Sie ja entscheiden. Und wir haben ab hier nichts mehr damit zu tun.«

Wie sehen Angehörige die Versorgung ihrer Verstorbenen in deren letztem Lebensjahr?

In unserer Studie zum letzten Lebensjahr in Köln haben wir gesehen, dass im Wesentlichen alle Strukturen des Gesundheitsystems an der Betreuung und Begleitung von Menschen in ihrem letzten Lebensjahr beteiligt sind. Dies sind am häufigsten das Krankenhaus, der Hausarzt und der Facharzt.

Natürlich ändern sich Versorgungsorte im Laufe des letzten Lebensjahres, vor allem weg von der Häuslichkeit hin zur Versorgung im Krankenhaus, und so kommt es in den letzten vier Lebensmonaten zu einem deutlichen Anstieg von Krankenhauseinweisungen.

Dabei ist beachtenswert, dass die subjektive Einschätzung der »Zufriedenheit« mit den einzelnen Versorgern im letzten Lebensjahr bezogen auf das Krankenhaus (Allgemein- oder Intensivstation) immer besonders schlecht ausfällt. Strukturen von Palliativmedizin und Hospiz (stationäres Hospiz, Palliativstation, SAPV, Hospizdienst) befinden sich dagegen immer ganz oben.

Die Unzufriedenheit mit der Versorgung korreliert ursächlich mit zwei Faktoren: Erstens ist es die als wenig empathisch empfundene Kommunikation (s. Erkenntnis 3), zweitens ist es das Gefühl der Fragmentiertheit und der unkoordinierten Versorgung. Obwohl die Krankenkassen bereits viele Kosten einer gezielten Koordination übernehmen (z. B. durch den Hausarzt, Case Management im Krankenhaus, Koordination durch Hospizdienste oder in der SAPV), scheint Betroffene im Verlauf ihres gesamten letzten Lebensjahres eine solche nicht hinreichend zu erreichen. Sobald Betroffene im palliativen und hospizlichen Versorgungsnetz angekommen sind, steigt ihre Zufriedenheit deutlich und ihr Gefühl einer unkoordinierten Versorgung verschwindet.

Hier müssen wir zukünftig weitere Lösungen implementieren, damit dieses Gefühl der »Letztverlässlichkeit« (s. Arbeiten von St. Fleßa und

W. Schneider) auch in der Versorgung im allgemeinen Gesundheitssystem entstehen kann. Da es große regionale Unterschiede der Verfügbarkeit und des Einbeziehens palliativer und hospizlicher Strukturen gibt, sind solche Lösungen auf die jeweilige Region zuzuschneiden.

Was kann ich als Betroffener oder Angehöriger tun?

Als Schirmherr unseres lokalen ambulanten Hospizdienstes am Wohnort und Vorsitzender eines Palliativ- und Hospiznetzes möchte ich Ihnen einen Rat geben:

Tipp: Kontaktieren Sie den ambulanten Hospizdienst oder – soweit bereits verfügbar – das Palliativ- und Hospiznetz in Ihrer Region!

Ambulante Hospizdienste gibt es inzwischen in Deutschland überall flächendeckend, und die regionalen Hospiz- und Palliativnetze entstehen gerade. Die Koordinatoren kennen die regionalen Gegebenheiten ausgesprochen gut. Sie können Ihnen also nicht nur selbst Hilfe anbieten (psychosoziale Unterstützung durch Ehrenamtliche, Koordination und Beratung verschiedener Hilfen, später auch Trauerangebote), sondern Ihnen auch wichtige Empfehlungen und Tipps an die Hand geben: Welcher Hausarzt hat viel Erfahrung in Palliativmedizin? Wer scheut sich nicht, SAPV zu verschreiben, wenn sinnvoll? Welcher Pflegedienst kann gute Palliativpflege? Welche stationäre Pflegeeinrichtung hat sich bereits gut hospizlich weiterentwickelt? Welche Erfahrungen liegen für die regionalen Palliativstationen oder dem stationären Hospiz vor?

Überwinden Sie Ihre möglichen Vorbehalte gegen »Palliativ/Hospiz«, trauen Sie sich einfach dort anzurufen, Sie werden es nicht bereuen!

»*Palliative Care is the umbrella, not the rain.*«
»Palliativversorgung ist der Schirm, nicht der Regen.«
(Zimmermann und Mathews, 2022)

Siebte Erkenntnis: Unser Gesundheitssystem – oft nicht gut vorbereitet

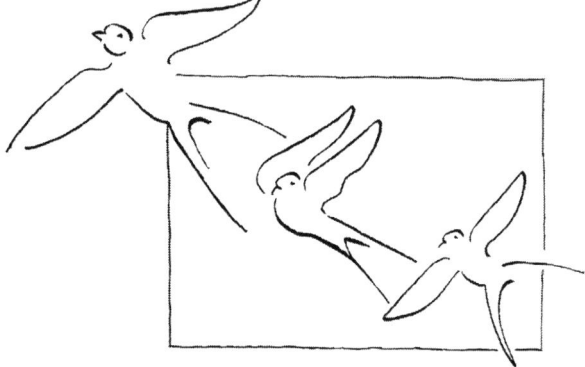

Illustratorin: Martina Topp

Achte Erkenntnis: Todeswünsche zu haben, ist normal

»*Der Gedanke an den Selbstmord ist ein sehr starkes Trostmittel. Man kommt damit gut über die ‚böse Nacht‘ hinweg.*«
Friedrich Nietzsche

»Ich kann nicht mehr!«, »Ich wünschte, es wäre alles schon vorbei!«, »Wenn es schlimmer wird, dann möchte ich es beenden können!« – Derartige Gedanken und Aussagen von Menschen mit schwerer Krankheit sind nichts Ungewöhnliches, nein, sie sind normal! Als die Hospizbewegung entstand, dachten viele, die sich in ihr engagierten: Leisten wir gute Hospiz- und Palliativarbeit, verschwinden derartige Gedanken. Inzwischen wissen wir: Das Gegenteil ist der Fall. Wenn die körperlichen Beschwerden im Griff sind, wenn die sozialen Aspekte soweit geklärt sind, die psychologischen und spirituellen Bedenken besprochen sind, dann werden wir alle uns fragen: Wozu das Ganze noch?

Welche Formen von Todeswünschen gibt es?

Todeswünsche können vielgestaltig auftreten, und es ist wichtig, im Gespräch erst einmal zu hören, um welche Form es sich handelt:
Da sind die Äußerungen von Erschöpfung, Lebenssattheit, Lebensmüdigkeit, die einfach mal gesagt werden müssen. »Ich kann nicht mehr«, »Ich wünschte, es wäre alles vorbei.« In diesen Aussagen sind keinerlei Handlungskonsequenzen angelegt, es geht einfach darum, über die Belastung zu reden.
Dann gibt es Todeswünsche mit Handlungskonsequenzen. Meist sind diese auf die Zukunft gerichtet. Wenn etwas schlimmer wird, die Schmerzen unerträglich, die Belastung für die Familie nicht mehr aus-

zuhalten, dann ... Sollten diese Situationen tatsächlich auftreten – in der Regel kommt es erfahrungsgemäß gar nicht so weit –, sieht die Welt meistens wieder anders aus und die akute Handlungskonsequenz ist nicht mehr gegeben.

Natürlich gibt es auch den Wunsch, jetzt unmittelbar zu handeln. Diese Handlungen können verschiedene Ausprägungen haben (s. u.). Wichtig zu wissen: Derartige Gedanken und ein ausgesprochener Lebenswille bestehen – scheinbar paradoxerweise – ganz oft gleichzeitig. Insgesamt liegt also häufig eine potenziell komplexe Situation vor. Der erste Schritt bei Gesprächen ist deshalb herauszufinden, was genau der Betroffene meint. Er braucht die Möglichkeit, offen darüber zu reden.

Ich persönlich jedenfalls würde mir in dieser Situation wünschen, solche Gedanken äußern zu dürfen, ohne dass sie gleich verteufelt und abgewehrt würden, aber auch, ohne dass mir gleich die Assistenz zum Suizid angeboten wird. Weil Todeswünsche häufig vorkommen und ein Gespräch über solche diese nicht auslösen, sondern den Betroffenen sehr entlasten können, spricht die Nationale Leitlinie Palliativmedizin im Kapitel »Umgang mit Todeswünschen« sogar ausdrücklich die Empfehlung aus: »Bei Patienten mit einer nicht heilbaren Krebserkrankung sollte im Verlauf das Vorhandensein von Todeswünschen aktiv erfragt werden.«

Bisher sind Medizin, Pflege und weitere Bereiche des Gesundheitssystems –mit Ausnahme der Psychiatrie – noch nie systematisch auf den Umgang mit Todeswünschen vorbereitet worden. Vor dem Hintergrund der neueren Gesetzeslage zum Assistierten Suizid wird dies jedoch umso wichtiger. Wie sich eine kompetente Kommunikation im Umgang mit Todeswünschen erlernen lässt, zeigen verschiedene Modelle, wie z. B. auch unsere in Köln entwickelte Schulung, deren Erfolg wir im Rahmen einer größeren Studie untersucht haben. Unsere Daten zeigen klar, dass (1) eine derartige Schulung die Kommunikationskompetenz der Teilnehmenden aller relevanten Berufsgruppen signifikant und nachhaltig steigert und dass (2) ein offenes Gespräch den Palliativpatienten definitiv nicht schadet, sondern sogar nützen kann. In unserer Studie konnte eine mittlere Depression nach einem derartigen Gespräch sogar über Wochen hinweg signifikant gesenkt werden.

Was kann ich als Betroffener jetzt tun?

Neben der Tatsache, dass Sie als Betroffener in dieser Situation idealerweise einen Gesprächspartner (Ärztin, Pfleger) mit offenen Ohren finden, sollten Sie versuchen herauszufinden, was derartige Todesgedanken oder -wünsche in Ihnen auslösen. Gibt es Gründe und Ursachen, die behoben werden können? Was bereitet Ihnen Freude? Was hält Sie im Leben?

Meist lautet der Gedanke, dass ich *so* nicht mehr leben möchte. Was aber ist dieses *so*?

Bei körperlichen Beschwerden ist es noch relativ einfach: Optimierung der palliativmedizinischen Versorgung. Eine eventuell vorliegende Depression muss erkannt und behandelt werden (meist geht das ohne Medikamente). Oft ist es das Gefühl, der Familie nicht zur Last fallen zu wollen – natürlich, wer will das schon? Gibt es Möglichkeiten, die Familie zu entlasten? Diese könnten darin bestehen, zu Hause externe Unterstützung hinzuzuziehen (hier kennen sich die ambulanten Hospizdienste sehr gut aus!). Auch an eine Verlegung in eine stationäre Versorgungsform ist, notfalls, zu denken.

Vielen Patienten ist es ein zentrales Anliegen, in ihrem Handeln autonom zu bleiben, selbst über ihr Leben entscheiden zu können. Dieses Buch möchte Ihnen Hinweise geben, wie Sie dies erreichen können. Die Frage der Selbstbestimmung sollte und darf dabei nicht auf die Frage reduziert werden, ob Sie Assistenz zur Selbsttötung erhalten können oder nicht (was in der politischen Diskussion sehr oft gerne verkürzt diskutiert wird). Selbstbestimmt seine letzte Lebensphase zu gestalten, beinhaltet also z. B. auch, sich bewusst gegen medizinische Maßnahmen zu entscheiden. Das ist möglich und vollkommen legitim und legal!

Vielleicht ist es auch beruhigend zu wissen, dass die Palliativmedizin inzwischen die sog. »palliative Sedierung« als Therapiemöglichkeit entwickelt hat. Hier werden Sie durch Medikamente vorübergehend oder andauernd »schlafen gelegt«: Dadurch bekommen Sie die Situation nicht mehr mit. Ihre Lebenszeit wird, entsprechend der international vorliegenden Regeln dazu, nicht verkürzt, und die palliative Sedierung ist eine Maßnahme, die jederzeit vorübergehend unterbrochen oder beendet werden kann. Sie ist also flexibel handhabbar und stellt keine endgültige Entscheidung dar.

Selbsttötung ist jederzeit für jeden Bürger eine Option. Ein versuchter Suizid wird in Deutschland – im Gegensatz zu manchen anderen Ländern – nicht bestraft. Auch die Beihilfe zu einer straffreien Handlung (»Assistierter Suizid«) ist in Deutschland nicht strafbar. 2015 wurde ein Gesetz verabschiedet (der sog. §217 im Strafgesetzbuch), welches erstmals die »geschäftsmäßige Suizidassistenz« unter Strafe stellen wollte und dabei vorrangig auf Sterbehilfevereine abzielte, die z. T. hohe Geldsummen für ihre Dienste verlangten. Dieses Gesetz wurde 2020 vom Bundesverfassungsgericht für nichtig erklärt, mit einem klaren Bekenntnis, dass jeder Bürger in Deutschland sich selbst töten und Hilfe dafür in Anspruch nehmen dürfe. Natürlich müsse der Wunsch frei verantwortet, autonom und dauerhaft sein. Zugleich eröffnete das Bundesverfassungsgericht dem Gesetzgeber (= Bundestag) die Möglichkeit, die durch sein Urteil weit geöffneten Türen durch ein neues Gesetz wieder etwas zu schließen. Auch wenn bei Drucklegung dessen genaue Regelungen noch nicht bekannt sind, ist jedoch bereits absehbar, dass auch zukünftig ganz »offiziell« in Deutschland die Möglichkeit bestehen bleiben wird, Hilfe zum Suizid in Anspruch zu nehmen. Wer Ihnen dabei helfen kann – das lässt sich leicht im Internet recherchieren. Es ist m.E. allerdings *nicht* Aufgabe der Hospizarbeit und Palliativmedizin, dies als Leistung selbst anzubieten. Ihre Aufgabe und Verantwortung bestehen darin, Patienten mit Suizidgedanken im Gespräch zu begleiten und aufzuklären, nicht jedoch darin, eine Hilfe hierfür selbst aktiv zu leisten.

Tipp: Informationen über das komplexe Thema mit seinen verschiedenen ethischen, moralischen und sozialen Aspekten finden Sie im YouTube-Kanal »Uniklinik Köln Palliativmedizin«, der u. a. weiterführende Gespräche mit Fachleuten bietet. Tiefgreifende Überlegungen und Reflexionen finden Sie in ausführlicher Form auch in dem Werk: Kremeike, Perrar, Voltz (Hrsg.), Palliativ & Todeswunsch (Buchreihe Palliativ&). Kohlhammer: Stuttgart (in Vorbereitung).

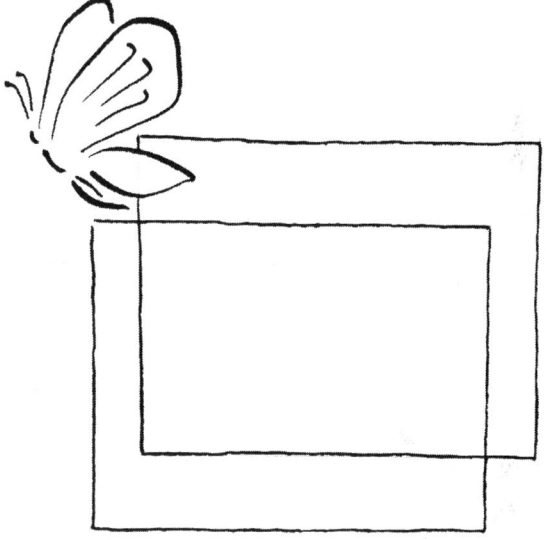

Illustratorin: Martina Topp

Neunte Erkenntnis: Zu Hause Sterben ist möglich – aber nicht immer

»Du musst schnell leben; der Tod kommt früh.«
James Dean

Wo wollen Sie sterben?

Wie in anderen Umfragen haben auch in Köln die Angehörigen berichtet, dass sich ihre schwerkranken Angehörigen zum überwiegenden Teil (68 %) ihr Zuhause als Sterbeort gewünscht hatten. Tatsächlich konnte dies sodann jedoch nur in einem von vier Fällen (28%) so realisiert werden. Fast jeder zweite Mensch (42%) in Köln starb (trotz Vorhandensein flächendeckender ambulanter Palliativ- und Hospizstrukturen) im Krankenhaus, obgleich sich dies nur jeder fünfundzwanzigste (4%) gewünscht hatte.

Daten aus den USA zeigen, dass im Jahr 2018 dort erstmals mehr Menschen zu Hause gestorben sind als im Krankenhaus. Die Tendenz geht in Nordamerika also in die richtige, den Wünschen der Patienten entsprechenden Richtung. Auch in Deutschland bestätigen die Erfahrungen der Hospizarbeit und Palliativmedizin, dass ein Sterben zu Hause durchaus möglich ist.

Voraussetzung dafür ist, dass geeignete Strukturen und Hilfen zu Hause vorhanden sind und involviert werden. Sind die Angehörigen ausreichend unterstützt? Wissen alle, was zu tun ist, wenn es zu akuten Verschlechterungen kommt? Sind die richtigen Medikamente direkt verfügbar? Wohin können sich die Angehörigen bei Fragen wenden? Wer schaut und kümmert sich regelmäßig darum, ob alles soweit stabil ist? Ist die Familie auf ein erwartetes Sterben vorbereitet? Wer kann dann angerufen werden?

Neunte Erkenntnis: Zu Hause Sterben ist möglich – aber nicht immer

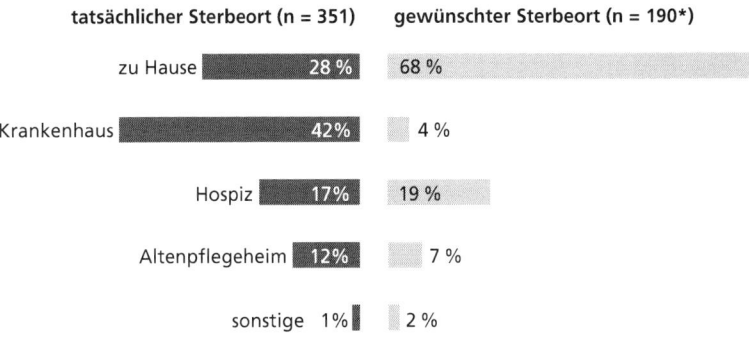

* n = 161 der befragten Angehörigen gaben an, dass die verstorbene Person keinen Wunsch geäußert habe bzw. ihnen dieser nicht bekannt war

Abb. 3: Gewünschter und tatsächlicher Sterbeort von Verstorbenen in Köln (nach Angaben ihrer Angehörigen)

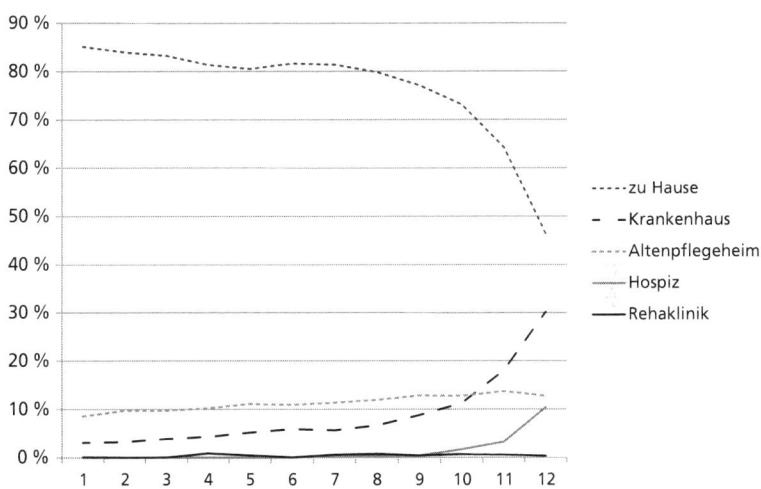

Abb. 4: Aufenthaltsort von in Köln Verstorbenen in den letzten zwölf Lebensmonaten

Auch bei einem erwarteten Sterben wird in Deutschland (außerhalb von Palliativ- und Hospizbetreuung) oft noch immer der Notarzt informiert. Ein Notarzt, der den Patienten *nicht* kennt, wird ihn sicherheitshalber in ein Krankenhaus bringen, wo der Patient in der Notaufnahme ebenfalls *nicht* bekannt ist und infolgedessen sicherheitshalber auf Intensivstation verlegt wird, wo er dann vielleicht verstirbt. Ist dies das Szenario, das Sie sich für sich vorstellen?

Für solche Situationen gibt es in immer mehr Regionen »Palliativpässe« oder ähnliche Instrumente, damit die wesentlichen Informationen weitergegeben werden und entsprechend gehandelt werden kann, auch wenn ein Patient aufgrund der Fragmentierung unseres Systems dessen Akteuren nicht bekannt ist. Gesundheits-Apps auf unseren Handys oder Notfall-Boxen, die im Kühlschrank aufbewahrt werden – alles Möglichkeiten, dass auch in akuteren Situationen die Wünsche eines Schwerkranken berücksichtigt werden können. Wenn Ärzten, Notfallsanitätern oder Pflegenden keine konkreten und rechtlich sicheren Informationen vorliegen, gilt sicherheitshalber (und das ist auch gut so): In dubio pro vita – im Zweifel für das Leben! Wenn keine gegenteiligen Angaben vorhanden sind, wird (und muss) »normale« Medizin durchgeführt.

Sind die Angehörigen ausreichend unterstützt?

Einem schwerkranken Patienten ein Sterben zu Hause zu ermöglichen, setzt voraus, seine Angehörigen gut zu unterstützen. Leider gibt es dafür zum Teil noch viel zu wenig Angebote.

> »... ich war hinterher, als mein Mann gestorben ist ... ich war wirklich fix und fertig. Und dann habe ich gedacht, warum ... *warum gibt es eigentlich keine Reha oder keine Versorgung für die pflegenden Angehörigen, die total am Boden sind?* Warum schickt man die jetzt nicht drei Wochen irgendwo hin und baut die wieder auf, für das, was sie geleistet haben. Weil ... also, man ist wirklich von vorne bis hinten total fertig.«

Angehörige benötigen dabei Unterstützung sowohl in den Monaten der schweren Krankheit ihrer Nächsten als auch in deren Sterbephase sowie danach in ihrer eigenen Trauer. In unserer Kölner Studie haben wir die Angehörigen gefragt: »Wurden Sie zum Zeitpunkt des Versterbens, also in der Sterbephase, ausreichend unterstützt?« Gut jeder sechste (16%)

beantwortete die Frage mit »Nein« oder »Eher nein«. Auf die Frage, ob es nach dem Tod des Nächsten die Gelegenheit gab, »im Sinne einer Trauerbegleitung« mit jemandem über die eigenen Gefühle sprechen zu können, gab jeder Fünfte (20%) an: »Nein, aber ich hätte es gern getan.«

»Ja. Und zwar, mhm, kam im März ein Brief von [xxx] für Trauercafé und Trauergruppe. Und da bin ich dann hingegangen immer, hingefahren. Und das war also *sehr hilfreich*. ... Also das war sehr, ja, schön. Wie soll man es ausdrücken? Ne? Also das war toll in der Gruppe zu hören, *wie es den anderen ging. Und dass das ähnlich alles ist.*«

Fakt: Trauerarbeit wird in Deutschland hauptsächlich über ambulante Hospizdienste oder private Initiativen angeboten.

Wir sollten uns vor Augen halten, dass die Sterbephase eines Menschen zweierlei bedeutet: Für den Betroffenen ist sie der Abschluss seines Lebens, für seine Angehörigen ist sie zugleich der Beginn eines neuen Lebensabschnitts. Oft kommt in diesem Kontext das psychologische Gedächtnisphänomen des sog. Primacy-Recency-Effekts zu tragen: Dieser besteht darin, dass wir uns ganz häufig insbesondere an die Zeitpunkte erinnern, an denen etwas begonnen und geendet hat. Dazwischen können zwanzig, dreißig, vierzig Jahre liegen, die unser Gedächtnis ausblendet. Wenn wir uns an einen Menschen erinnern, ist vor allem der Anfang und das Ende der gemeinsamen Beziehung wichtig. Insofern kommt der Begleitung eines nahestehenden Menschen in dessen Sterbephase eine ganz wesentliche Bedeutung auch für die anschließende Trauerarbeit zu. Die Frage »Weißt Du Dich noch, als (bzw. wie) Oma gestorben ist?« verbindet im gemeinsamen Gedenken und Erinnern.

Die 95/5 Regel

Wieviel Prozent unserer Zeit verbringen wir im letzten Lebensjahr in bzw. mit Einrichtungen des Gesundheitssystems? Es sind (durchschnitt-

lich) 5%. Ganze 95% der Zeit verbringen wir dagegen außerhalb von Arztpraxen, Krankenhäusern, Hospizen etc., d. h. alleine, nicht selten vor dem Fernseher, hoffentlich jedoch auch mit Familie, Freunden, Nachbarn, vielleicht sogar noch in der Arbeit, in der Schule (bei Kindern und Jugendlichen), in der Gemeinde, in Vereinen ...
Wir wissen inzwischen, dass der Ausbau ambulanter allgemeiner und spezialisierter Palliativstrukturen ein wesentlicher Faktor für ein gelingendes Sterben zu Hause ist – aber eher als Sicherheitsnetz (5%!). Vielleicht müssen wir in Zukunft – neben dem rechtzeitigen Einschalten dieser Strukturen – auch noch vermehrt die Unterstützung der Angehörigen in den Blick nehmen und einen gelingenden »Bürger-Profi-Mix« (Klaus Dörner) für die letzte Lebensphase in unseren Kommunen etablieren. Als Modell hierfür kann das auch international verbreitete Konzept von sog. Caring Communities dienen. Palliativ- und Hospizstrukturen können anregen, ein solches Konzept zu initiieren, die kommunale Politik ist jedoch gefordert, ein solches auch nachhaltig zu etablieren. In Köln haben wir dazu das Projekt »Caring Community Köln« initiiert, welches von der Stadt und dem Palliativ- und Hospiznetzwerk moderiert und vielfältigen Teilnehmern am Runden Tisch getragen wird. Themen sind z. B. Trauer am Arbeitsplatz, Sorgestadtplan, Kinder und Jugendliche sowie Migration und Integration.

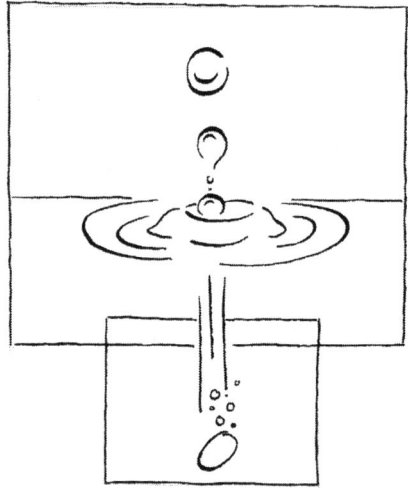

Illustratorin: Martina Topp

Zehnte Erkenntnis: Der Sturz aus der Normalität ist nicht vorher erfahrbar, daher darf ich meine Meinung ändern

»*Sterben kann gar nicht so schwer sein – bisher hat es noch jeder geschafft.*«
Norman Mailer

Als gesunder Mensch gehen wir – meist unbewusst und wahrscheinlich aufgrund eines natürlichen psychologischen Schutzmechanismus‹ – regelhaft davon aus, dass uns das Schicksal schwerkranker Patienten nicht selbst widerfahren wird. Eines Tages wird uns dann aber »plötzlich und unerwartet« die Diagnose einer unheilbaren Erkrankung gestellt. Von jetzt auf gleich stürzt man aus der Normalität hinab und erfährt einen dramatischen Rollenwechsel.

Bei diesem »Sturz aus der Realität« verlangsamt sich die Zeitempfindung und bestimmte Zeitpunkte bleiben lange in Erinnerung: der Beginn des ersten Symptoms, die Diagnosestellung, das entscheidende Arztgespräch, die Krankenhaus-Einweisung, die Sterbesituation. Dieser Sturz verändert uns grundlegend und ist sehr verwirrend. Diese Verwirrung hat Wolfgang Schreiber, der inzwischen leider verstorbene Chefarzt einer großen Psychiatrischen Klinik in sehr berührender, offener und persönlicher Art festgehalten und veröffentlicht:

> »Halb im Schlaf und dann noch dazu halb im Traum gehe ich über meine eigene Station, auf der ich Dienst tue, suche mein Arbeitszimmer, finde an der entsprechenden Stelle aber nur eine türlose Wand vor. Später fällt mir auf, dass ich doch nicht auf meiner eigenen Station bin, sondern in der mich behandelnden Tumorambulanz. Und es ist auch nicht mein Arbeitszimmer, das für mich unauffindbar bleibt, sondern der Behandlungsraum meines Onkologen. Aber auch hier ist der Zugang zu ihm für mich verschlossen, finde ich keine Tür, geschweige denn eine offene Tür. Von wem kann ich jetzt Hilfe

erwarten? Und vor allem, wo genau wird mir diese dann zuteil?«
(Schreiber, 2021)

Auch der oben bereits erwähnte Psychotherapeut Yalom hat erst kürzlich seine eigenen Erfahrungen mit der schweren Krankheit seiner Frau und als Trauernder in einem Buch (»Unzertrennlich«; Yalom und Yalom, 2021) öffentlich gemacht. Darin antwortet er einer früheren Patientin von ihm, die ihm damals vorgeworfen hatte, er könne sich nicht in ihre Situation einfühlen:

> »Irene, ich glaube, Sie lagen richtig. ‚Selbstgefällig und gemütlich‹ haben Sie mich genannt – und Sie hatten Recht. Wenn wir uns jetzt sehen würden, jetzt, wo ich Marilyns Tod verarbeiten muss, dann wäre unsere gemeinsame Arbeit anders – und besser. Da bin ich mir sicher. Ich kann nicht im Einzelnen sagen, was ich tun oder sagen würde, aber ich weiß, dass ich Sie anders betrachten würde und dass ich einen aufrichtigeren und hilfreicheren Weg finden würde, Ihnen zur Seite zu stehen.« (Yalom und Yalom, 2021, S. 289)

Dies sind nur zwei prominente Beispiele dafür, was uns Patienten immer schon berichtet haben: Die Diagnose einer schweren Krankheit oder das Erleben einer tiefen Trauerreaktion – das sind alles Situationen, die uns so existenziell betreffen, dass sie eine tiefe grundlegende Erschütterung bedeuten, die wir als Gesunde nicht vorherfühlen können. Wenn wir dies als eine Tatsache begreifen, verwundert es dann noch, dass Gespräche zwischen gesunden Behandelnden und Betroffenen so schwierig sind und oft als unempathisch wahrgenommen werden?

Was bedeutet das konkret?

Das bedeutet konkret, dass wir unsere Gefühle und Entscheidungen in diesen Situationen nicht wirklich vorher abschätzen können. Wie oft erleben wir es in unserer klinischen Erfahrung, dass Patienten ihre Meinung ändern. Ich erinnere den ALS-Patienten, der Beatmung anfangs strikt ablehnte, mit fortschreitender Erkrankung seine Meinung jedoch innerhalb weniger Wochen radikal änderte. Oder die Erfahrungen, die die Familie des 2004 an Demenz erkrankten und 2013 in Tübingen verstorbenen Geisteswissenschaftlers Walter Jens gemacht und veröffentlicht hat.

In diesem Zusammenhang sei die Relevanz konkreter Vorausverfügungen angesprochen, die in Patientenverfügungen festgehalten werden können und dann – wenn Sie sich als Betroffener nicht mehr äußern können – auch genauso gelten, sofern sie auf die vorliegende Situation exakt zutreffen. Seien Sie vorsichtig darin, was genau konkret Sie formulieren, es könnte sein, dass es so gilt!

In früheren Studien zu Patientenverfügungen wurde oft noch am Schluss eine letzte Frage gestellt: »Würden Sie Ihrem Arzt erlauben, im Zweifelsfall auch gegen diese Verfügung zu handeln?« Fast jeder Dritte der Befragten (30%) beantwortete dies mit einem »Ja«. Vertrauen Sie also nicht allzu sehr auf konkrete Aussagen in Patientenverfügungen. Nutzen Sie diese eher, um über Ihre Wertvorstellungen nachzudenken, für Sie wichtige Therapieziele festzulegen und vor allem, um mit jemandem Ihres Vertrauens darüber zu sprechen. Wenn diese Person später über eine Vorsorgevollmacht von Ihnen verfügt, gilt es so, wie wenn Sie selbst mit Ihrem Arzt reden würden. Dies ist also eine wirklich hilfreiche und flexible Lösung

> *Tipps:*
> Kombinieren Sie immer eine Patientenverfügung mit einer Vorsorgevollmacht!
> Seien Sie sich selbst nicht böse, wenn Sie Ihre Meinung ggf. auch grundlegend ändern!

Persönliche Anmerkung

Je mehr ich mich persönlich mit dem Thema »Sterben, Tod und Trauer« beschäftige, desto unsicherer werde ich, wie ich selbst in dieser Situation reagieren werde. Um es mit dem Altgriechen Sokrates zu sagen: »Ich weiß, dass ich nichts weiß«. Diese Haltung widerspricht natürlich der gängigen Haltung, wir könnten alles mit Selbstbestimmung, Autonomie und Information planen, unser Lebensende sei steuerbar, so wie vermeintlich das gesamte Leben. Werden wir eines Tages jedoch selbst von schwerer Krankheit getroffen, wird sich unsere gesamte Wahrnehmung schlagartig ändern, da unsere Existenz als Mensch fundamental in Frage gestellt sein wird.

Ich bin mir selbst also nicht mehr so sicher, dass alles planbar ist und will versuchen, diese Situation möglichst gelassen auf mich zukommen zu lassen.

Und wie geht es Ihnen mit diesen Fragen?

Zehnte Erkenntnis: Ich darf meine Meinung ändern

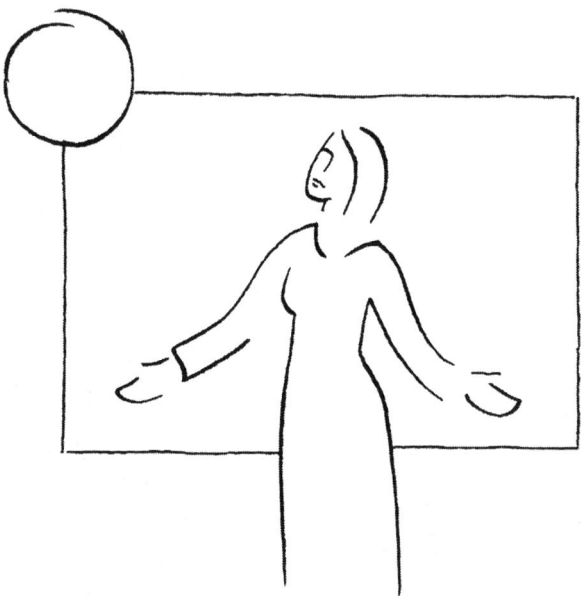

Illustratorin: Martina Topp

... und jetzt?

Hoffentlich erweist sich dieses Buch für Sie als ein echter Ratgeber und als keines, das Ratschläge verteilt, welche oft ja auch Schläge sein können. Es will Ihnen nützliche Informationen geben, Sie an Erfahrungen anderer teilhaben lassen und Sie dadurch zum Nachdenken anregen. Sofern es Ihnen dabei behilflich ist, den für sich passenden Umgang mit Ihrer eigenen Endlichkeit und mit der Gestaltung Ihrer letzten Lebensphase zu finden, hat es seinen Zweck erfüllt. Denn Sie erinnern sich sicher an den Anfang des Buches:

> Sie sind nicht allein! Etwa 10% der Bevölkerung durchleben zu jedem Zeitpunkt direkt oder indirekt eine palliative Krankheitsphase, eine Sterbesituation oder eine Trauer.

Und:

> Bei der Gestaltung der letzten Lebensphase gibt es kein Richtig oder Falsch, nur das für Sie Passende.

Vielleicht beruhigen Sie diese Gedanken etwas?

Es gilt aber auch:

> Oft erscheint uns unser Gesundheitssystem wie ein Räderwerk. Aber: Sie können STOPP sagen. Sie können (und sollten) zumindest kri-

> tisch nachfragen. Das ist Ihr gutes Recht und ein Ausdruck gelebter Selbstbestimmtheit!

… und jetzt?

Als *gesunder Mensch* und (noch) nicht direkt Betroffener haben Sie durch dieses Buch hoffentlich einige Informationen und Denkanstöße erhalten. Sollten Sie zukünftig – und das ist sehr wahrscheinlich – mit palliativen Fragen konfrontiert werden, wissen Sie, wo Sie nachsehen können, wo Sie weitere Informationen einholen können. Allein das kann schon sehr entlastend sein. Mit einer schweren Krankheit zurechtkommen zu müssen, verbraucht bereits alle Energie. Da ist es hilfreich zu wissen, wo man weitere Hilfen bekommt. Grundsätzlich gilt: Ab und zu die Fragen, die dieses Buch aufwirft, zu reflektieren, schadet nicht, und ansonsten: Leben Sie gut und normal und möglichst froh weiter!

Als *direkt Betroffener*, als Patient, erhalten Sie in diesem Buch hoffentlich hilfreiche Informationen und Anregungen, die Sie gleich beim nächsten Arztbesuch oder im Kontext einer anstehenden wichtigen Entscheidung in die Praxis umsetzen und ausprobieren können. Trägt das Buch dazu bei, dass Sie Ihre eigene, persönliche Art und Weise finden, mit der Situation umzugehen?

Als *indirekt Betroffene*, also Angehörige, Freunde, Zugehörige haben Sie zwei Rollen: Erstens sind Sie für Ihren Patienten da, unterstützen ihn oder sie nach Kräften. Dazu gehört auch, dass Sie Informationen einholen und kritisch nachfragen. Dabei kommt es wesentlich darauf an, dass Sie versuchen, relativ neutral die Fakten zu verstehen und aufzuarbeiten, damit Ihr Kranker sich so entscheiden kann, wie er oder sie das möchte. In dieser Situation zählt nicht, was Sie für sich wollten. Das ist ihre zweite Rolle und Aufgabe: Erfahrungen sammeln, um sich selbst auf eine solche Situation vorzubereiten, wenn es eines Tages soweit ist. Dann können (und müssen) Sie entscheiden, wie Sie diese Lebensphase gestalten möchten.

Anstelle eines Nachworts

Zehn palliative Kernbotschaften

1. Palliativ zu sein, ist kein Einzelschicksal – palliativ zu sein, verbindet Sie mit vielen Menschen!

2. Palliativ zu sein, ist nicht mit dem sicheren unmittelbaren Tod gleichzusetzen – palliativ sollte Sie jedoch dazu bewegen, über die Gestaltung Ihrer letzten Lebensphase nachzudenken!

3. Palliativ zu sein bedeutet, dass Sie trotz aller Einschränkungen und Sorgen Lebensfreude finden können!

4. Palliativ zu sein bedeutet, dass Sie alles, was Ihnen Menschen vorschlagen, die im Gesundheitssystem tätig sind, kritisch für sich abwägen sollten!

5. Palliativ zu sein bedeutet, selbst und mit Unterstützung Ihrer Angehörigen aktiv zu werden, um den für Sie besten Weg zu finden, da unser Gesundheitssystem noch nicht überall gut auf Ihre Palliativphase vorbereitet ist!

6. Palliativ zu sein bedeutet, eventuell bestehende Todeswünsche offen an- und aussprechen zu dürfen – hierin spiegelt sich gute Palliativversorgung wider!

7. Palliativ bedeutet den Impuls, über die eigene Endlichkeit nachzudenken, was unser Leben in aller Regel bereichert!

8. Palliativversorgung erfordert, möchte sie auf kommunaler Ebene erfolgreich sein, sowohl den Einsatz professioneller Berufsgruppen als auch ein bürgerschaftliches Engagement!

9. Palliativ ist nicht nur der Patient, sondern auch seine Umgebung!

10. Die Palliativphase – wie das ganze Leben – lässt sich nicht exakt vorausplanen – bewahren wir uns Vertrauen und Zutrauen in die Menschen, die uns in dieser begleiten!

Der letzte Besuch

Die Erfahrung lehrt, dass Humor ein gutes Hilfsmittel ist, um mit schwierigen Lebensereignissen umzugehen. Deshalb sei an dieser Stelle ein Gedicht von Heinz Erhardt (1907–1979) zitiert:

Der letzte Besuch[2]
Mein Haar ist weiß, grau das Gesicht ...
Ich schreib mit Mühe dies Gedicht ...
Mein Hirn ist leer, mein Darm verstopft ...
Bin so allein ...
Wo bleibt Freund Hein ...?

Aha, es klopft --

---

[2] Aus: Heinz Erhardt, Der große Heinz Erhardt © Lappan in der Carlsen Verlag GmbH, Hamburg 2009. Abdruck mit freundlicher Genehmigung.

Literatur und Internet-Quellen

Literatur

Calman K. C. (1984), Quality of life in cancer patients – an hypothesis. J Med Ethics. 1984 Sep;10(3):124–127.
Lebensqualität kann als Differenz zwischen Realität und Erwartung verstanden werden – je geringer die Differenz, desto besser die Lebensqualität – und unsere Erwartung können wir immer selbst beeinflussen.

Ebke M. (2018), The »Surprise Question« in Neurorehabilitation-Prognosis Estimation by Neurologist and Palliative Care Physician; a Longitudinal, Prospective, Observational Study. Front Neurol. (2018);9:792.
Ein Beispiel, wie die »Surprise Question« im klinischen Alltag auch außerhalb von Tumorerkrankungen mit positivem Erfolg eingesetzt werden kann

Gramling R. et al. (2016), Determinants of Patient-Oncologist Prognostic Discordance in Advanced Cancer. JAMA Oncol. (2016);2:1421–1426.
Die Arzt-Patienten-Kommunikation zum Thema Endlichkeit ist sehr komplex, meist wird nicht darüber gesprochen.

Higginson I.J. et al. (2014), Priorities for treatment, care and information if faced with serious illness: a comparative population-based survey in seven European countries. Palliat Med. (2014);28(2):101–110.
Die große PRISMA-Studie: Was wünschen sich die Menschen in Europa angesichts einer schweren Krankheit?

Jachertz N. (2008), Kommentar – Walter Jens: Grenzfragen, Dtsch Arztebl 2008; 105(16): A-821.
Weiterführende Diskussion zum Thema der Relevanz von schriftlichen Patientenverfügungen nach Ausbruch einer Demenz.

Kabat-Zinn J. (2019), Im Alltag Ruhe finden. Knaur: München.
Keine Angst vor Achtsamkeit – sie kann im Alltag sehr helfen, und Sie müssen kein Buddhist sein, um sie zu praktizieren!

Kahnemann D. (2012), Schnelles Denken, Langsames Denken. 26. Auflage. Siedler: München.
Wenn Sie das wahre Wesen des Menschen kennenlernen wollen, wird Sie dieses tolle Buch davon überzeugen, dass wir nur sehr selten rational denken.

Kremeike K., Perrar K.M., Voltz R. (Hrsg.) (in Vorbereitung), Palliativ & Todeswunsch (Buchreihe Palliativ&). Kohlhammer: Stuttgart.
Weiterführende Informationen zum Stand der Diskussion um Todeswünsche in Deutschland.

Piwernetz K., Neugebauer E. (2021), Strategiewechsel jetzt! Corona-Pandemie als Chance für die Neuausrichtung unseres Gesundheitssystems. de Gruyter: Berlin.
Wir wissen eigentlich, wie ein Patienten-orientiertes Gesundheitssystem aussehen müsste – nur die Umsetzung klappt einfach nicht so schnell, wie es sinnvoll wäre. Interessant, dass in diesem Buch Vorschläge zu Prävention und Palliation fehlen.

Sallnow et al. (2022), Lancet Commission »The value of death«. The Lancet, 31.1.2022, https://doi.org/10.1016/50140-6736(21)02314-X
Hervorragende aktuelle Zusammenstellung der bekannten Faktoren zum Thema Sterben mit der Aufforderung, das Sterben wieder in die Gesellschaft als Wert aufzunehmen und weniger zu medikalisieren.

Schirren C. et al. (2019), Risikokommunikation: Zahlen können Verwirrung stiften. Dtsch Arztebl (2019); 116: A-1642–1646.
Zahlen müssen auch gut interpretiert werden, sonst verwirren sie mehr als sie helfen.

Schreiber W. (2021), Warten auf meine TACE – Achtunddreißig Notate von dem, was vor dem Ableben bleibt. ZfPalliativmedizin (2021); 22:296–298.
Eindrückliche sehr persönliche Gedanken zum Leben mit schwerer Krankheit.

Temel J.S. et al. (2010), Early palliative care for patients with metastatic non-small-cell lung cancer. N Engl J Med (2010);363(8):733–742.
Der »Klassiker« unter palliativmedizinischen Studien: Gleichzeitige Palliativversorgung verlängert das Leben.

van der Heide A. et al. (2003), End-of-life decision-making in six European countries: descriptive study. Lancet (2003); 362:345–350.
Die große EURELD Studie: 2/3 von uns versterben an oder mit einer bekannten Erkrankung, also erwartbar – wir können uns also meist vorbereiten.

Voltz R. et al. (2020), Improving regional care in the last year of life by setting up a pragmatic evidence-based Plan-Do-Study-Act cycle: results from a cross-sectional survey. BMJ Open. (2020);10(11):e035988.
Deutschlandweit einmalige Rekonstruktion der palliativmedizinischen Versorgung im letzten Lebensjahr, am Beispiel von Kassendaten und Angehörigen von in Köln Verstorbenen (LYOL-C); der Versorgungsbericht ist auf Deutsch auch abrufbar unter: https://www.core-net.uni-koeln.de

Voltz R. (2022a), Gut aufgehoben – 10 praxisrelevante Erkenntnisse für die letzte Lebensphase. Imago Hominis. Zeitschrift des Instituts für medizinische Anthropologie und Bioethik. 2022;29(1):007–014.
Kurzer wissenschaftlicher Vorläufer des hier vorliegenden Buches.

Voltz R. et al. (2022b), Is trained communication about desire to die harmful to patients receiving palliative care? A cohort study. Palliat Med (2022);36(3): d489–497.
Offene Kommunikation über Todeswünsche schadet nicht, sondern kann sogar Depression verringern.

Yalom I. D. (2008), In die Sonne schauen – Wie man die Angst vor dem Tod überwindet. btb: München.
Was sagt der Psychoanalytiker: Warum scheuen wir uns, über die eigene Endlichkeit nachzudenken? Setzen Sie eine Sonnenfinsternisbrille auf!

Yalom I. D., Yalom M. (2021), Unzertrennlich – Über den Tod und das Leben. btb: München.
Das Ehepaar Yalom lässt uns an der Krankheit und dem Sterben von ihr und an seinen Gefühlen als Angehöriger und Witwer teilhaben.

Zimmermann C., Mathews J. (2022), Palliative Care Is the Umbrella, Not the Rain. A Metaphor to Guide Conversations in Advanced Cancer. JAMA Oncol 2022 May 1;8(5):681–682.
Wie wir über schwierige Themen reden, welche Worte wir verwenden, ist essentiell.

Internet-Quellen

Caring Community Köln
https://caringcommunity.koeln
Aktuelle Informationen zum Stand unseres Kölner Projekts, einen guten »Bürger-Profi-Mix« zur Versorgung und Begleitung in der letzten Lebensphase auf kommunaler Ebene zu erreichen.

Using the New ASCO Clinical Practice Guideline for Palliative Care Concurrent With Oncology Care Using the TEAM Approach | American Society of Clinical Oncology Educational Book
https://ascopubs.org/doi/full/10.1200/edbk_175474
Leitlinie der amerikanischen onkologischen Gesellschaft zur Palliativversorgung

Statistisches Bundesamt Destatis
https://www.destatis.de/DE/Home/_inhalt.html
iwd – Informationsdienst des Instituts der deutschen Wirtschaft
https://www.iwd.de
Wenn Sie Zahlen, Daten, Fakten interessieren: Hier werden Sie fündig.

Leitlinienprogramm Onkologie: Palliativmedizin
https://www.leitlinienprogramm-onkologie.de/leitlinien/palliativmedizin
Sehr umfängliche Nationale Leitlinie zur Palliativversorgung, einschließlich einer auch für Laien verständlichen »Patientenleitlinie«.

St Christopher's | Dame Cicely Saunders
https://www.stchristophers.org.uk/about/damecicelysaunders
St. Christopher's Hospice in London ist die Wiege der modernen akademischen Palliativ- und Hospizarbeit, und Cicely Saunders war ihre Gründerin.

Wegweiser Hospiz-Palliativmedizin
https://www.wegweiser-hospiz-palliativmedizin.de
Suchen Sie ein Hospiz? Eine Palliativstation? Ein SAPV Team in Ihrer Nähe? Hier wird Ihnen geholfen.

Videos im YouTube-Kanal der Uniklinik Köln | Palliativmedizin
https://www.youtube.com/c/KoelnUniklinik
Unter dem YouTube-Kanal »Uniklinik Köln Palliativmedizin« finden Sie weiterführende Informationen zu verschiedenen Themen der Palliativmedizin, u. a. zu den komplexen Aspekten von Beihilfe zur Selbsttötung.